Noções de
Odontologia Legal
e Bioética

Nota: A medicina e uma ciência em constante evolução. À medida que novas pesquisas e a experiência clínica ampliam o nosso conhecimento, são necessárias modificações no tratamento e na farmacoterapia. Os coautores desta obra consultaram as fontes consideradas confiáveis, em um esforço para oferecer informações completas e, geralmente, de acordo com os padrões aceitos à época da publicação. Entretanto, tendo em vista a possibilidade de falha humana ou de alterações nas ciências médicas, os leitores devem confirmar estas informações com outras fontes. Por exemplo, e em particular, os leitores são aconselhados a conferir a bula de qualquer medicamento que pretendam administrar, para se certificar de que a informação contida neste livro está correta e de que não houve alteração na dose recomendada nem nas contraindicações para o seu uso. Esta recomendação é particularmente importante em relação a medicamentos novos ou raramente usados.

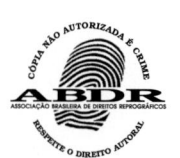

N961	Noções de odontologia legal e bioética / organizadores, Léo Kriger, Samuel Jorge Moysés, Simone Tetu Moysés ; coordenadora, Maria Celeste Morita ; autores, Tânia Adas Saliba Rovida, Cléa Adas Saliba Garbin. – São Paulo : Artes Médicas, 2013.
	143 p. : il. color. ; 28 cm. – (ABENO : Odontologia Essencial : temas interdisciplinares)
	ISBN 978-85-367-0209-4
	1. Odontologia. 2. Ética. 3. Bioética. 4. Psicologia do trabalho. I. Kriger, Léo. II. Moysés, Samuel Jorge. III. Moysés, Simone Tetu. IV. Morita, Maria Celeste. V. Rovida, Tânia Adas Saliba. VI. Garbin, Cléa Adas Saliba.
	CDU 616.314:608.1

Catalogação na publicação: Ana Paula M. Magnus – CRB 10/2052

SÉRIE ABENO

Odontologia Essencial
Temas Interdisciplinares

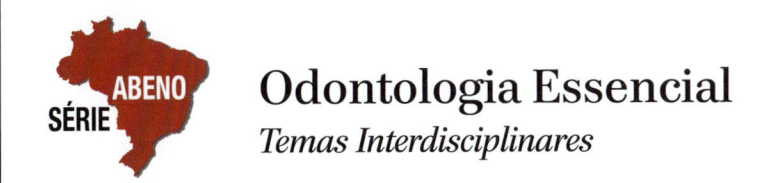

organizadores da série
Léo Kriger
Samuel Jorge Moysés
Simone Tetu Moysés

coordenadora da série
Maria Celeste Morita

Noções de Odontologia Legal e Bioética

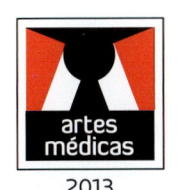

artes médicas
2013

Tânia Adas Saliba Rovida
Cléa Adas Saliba Garbin

© Editora Artes Médicas Ltda., 2013

Diretor editorial: *Milton Hecht*
Gerente editorial: *Letícia Bispo de Lima*

Colaboraram nesta obra:
Editora: *Caroline Vieira*
Capa e projeto gráfico: *Paola Manica*
Preparação de originais e processamento pedagógico: *Madi Pacheco*
Leitura final: *Cassiano Ricardo Haag*
Editoração: *Crayon Editorial*

Reservados todos os direitos de publicação à
EDITORA ARTES MÉDICAS LTDA., uma empresa do GRUPO A EDUCAÇÃO S.A.

Editora Artes Médicas Ltda.
Rua Dr. Cesário Mota Jr., 63 – Vila Buarque
CEP 01221-020 – São Paulo – SP
Tel.: 11.3221.9033 – Fax: 11.3223.6635

É proibida a duplicação ou reprodução deste volume, no todo ou em parte, sob quaisquer formas ou por quaisquer meios (eletrônico, mecânico, gravação, fotocópia, distribuição na Web e outros), sem permissão expressa da Editora.

Unidade São Paulo
Av. Embaixador Macedo Soares, 10.735 – Pavilhão 5 – Cond. Espace Center
Vila Anastácio – 05095-035 – São Paulo – SP
Fone: (11) 3665-1100 Fax: (11) 3667-1333

SAC 0800 703-3444 – www.grupoa.com.br

IMPRESSO NO BRASIL
PRINTED IN BRAZIL

Autores

Cléa Adas Saliba Garbin – Cirurgiã-dentista e advogada. Professora adjunta do departamento de Odontologia Infantil e Social da Faculdade de Odontologia de Araçatuba da Universidade Estadual Paulista Júlio de Mesquita Filho (FOA/Unesp). Coordenadora do Programa de Pós-graduação em Odontologia Preventiva e Social da FOA/Unesp. Especialista em Odontologia Legal pela Faculdade de Odontologia de Piracicaba da Universidade Estadual de Campinas (FOP/Unicamp). Especialista em Saúde Coletiva pela FOA/Unesp. Mestre e doutora em Odontologia Legal pela Unicamp.

Tânia Adas Saliba Rovida – Cirurgiã-dentista. Professora assistente do departamento de Odontologia Infantil e Social da FOA/Unesp. Especialista em Odontologia Legal pela FOP/Unicamp. Especialista em Saúde Coletiva pela FOA/Unesp. Mestre e doutora em Odontologia Legal pela FOP/Unicamp.

Ana Paula Dossi de Guimarães e Queiroz – Cirurgiã-dentista. Bacharel em Direito pelo Centro Universitário Toledo de Araçatuba (UniToledo). Mestre e doutora em Odontologia Preventiva e Social pela Unesp.

Lenise Patrocinio Pires Cecilio – Cirurgiã-dentista. Coordenadora de Saúde Bucal da Prefeitura Municipal de Penápolis, SP. Especialista em Gestão Pública em Saúde pela Faculdade de Ciências Médicas da Santa Casa de São Paulo. Mestre e doutoranda em Odontologia Preventiva e Social pela Unesp.

Ronald Jefferson Martins – Cirurgião-dentista. Professor assistente de Saúde Coletiva na FOA/Unesp. Especialista em Odontologia em Saúde Coletiva pela FOA/Unesp. Mestre e doutor em Odontologia Preventiva e Social pela Unesp.

Wanilda Maria Meira Costa Borghi – Cirurgiã-dentista. Especialista em Odontologia em Saúde Coletiva pela FOA/Unesp. Mestre e doutoranda em Odontologia Preventiva e Social pela FOA/Unesp.

Organizadores da Série Abeno

Léo Kriger – Professor de Saúde Coletiva da Pontifícia Universidade Católica do Paraná (PUCPR). Mestre em Odontologia em Saúde Coletiva pela Universidade Federal do Rio Grande do Sul (UFRGS).

Samuel Jorge Moysés – Professor titular da Escola de Saúde e Biociências da PUCPR. Professor adjunto do Departamento de Saúde Comunitária da Universidade Federal do Paraná (UFPR). Coordenador do Comitê de Ética em Pesquisa da Secretaria Municipal da Saúde de Curitiba, PR. Doutor em Epidemiologia e Saúde Pública pela University of London.

Simone Tetu Moysés – Professora titular da PUCPR. Coordenadora da área de Saúde Coletiva (mestrado e doutorado) do Programa de Pós-graduação em Odontologia da PUCPR. Doutora em Epidemiologia e Saúde Pública pela University of London.

Coordenadora da Série Abeno

Maria Celeste Morita – Presidente da Abeno. Professora associada da Universidade Estadual de Londrina (UEL). Doutora em Saúde Pública pela Université de Paris 6, França.

Conselho editorial da Série Abeno Odontologia Essencial

Maria Celeste Morita, Léo Kriger, Samuel Jorge Moysés, Simone Tetu Moysés, José Ranali, Adair Luiz Stefanello Busato.

Prefácio

Desde sua fundação, a Associação Brasileira de Ensino Odontológico (ABENO) se preocupa com a formação do cirurgião-dentista, prova disso é o lançamento da Série Abeno – Odontologia Essencial, composta por 31 livros. *Noções de Odontologia Legal e Bioética* é um deles, cujo conteúdo foi pensado pelas professoras Cléa Adas Saliba Garbin e Tânia Adas Saliba Rovida.

Sabedoras de que a formação do cirurgião-dentista só se completa quando apoiada em tripé teórico-clínico-legal, as organizadoras fizeram desse último componente um passaporte para mundos, a um só tempo, distintos e complementares.

São dez os pontos contemplados, e as nuanças entre eles variam de fundamental a apaixonante. Nessa segunda graduação, a apaixonante, está o vasto leque de atuação do odontolegista, bem como os tipos de obrigações da odontologia, detalhadas no capítulo Responsabilidade profissional e direito do trabalho. Já na fundamental, mas nem por isso pouco atrativa, encontramos toda recomendação pertinente à documentação odontológica, e as peculiaridades do exercício lícito e ilícito da odontologia.

As orientações burocráticas para que o dia a dia clínico do cirurgião-dentista transcorra em harmonia também estão contempladas na obra; e o capítulo Violência e saúde traz um alerta para a possibilidade dessa ocorrência, que merece denúncia.

Com a preocupação de orientar os profissionais da odontologia em como evitar os desvios éticos, apresenta-se o Novo Código de Ética Profissional, em formato bem didático e de fácil assimilação, para que se transforme, senão na bíblia daqueles profissionais, em seu manual de cabeceira.

Ética é um dever de consciência, e ético é quem pondera fins, meios e circunstâncias. O ser humano deve praticar a ascese, exercitar-se para ser ético, e tentar solucionar os dilemas éticos, por mais difícil que seja. Assuntos dessa área são tratados nos capítulos Noções de bioética, Pesquisas envolvendo seres humanos e Bioética e a prática odontológica.

Em tempos informatizados, em que o paciente pode ter livre acesso à informação e se impacienta, caso for subestimado o seu entendimento, *Noções de Odontologia Legal e Bioética* vem para conscientizar o estudante de odontologia, das quase 200 faculdades do país sobre seus direitos e obrigações. Entretanto, beneficia, também, seus docentes, o cirurgião-dentista de clínica particular ou da rede pública e os demais profissionais da Odontologia. Assim, acaba alcançando as políticas de saúde.

Wanilda Maria Meira Costa Borghi
Cirurgiã-dentista. Especialista em Saúde Coletiva pela FOA/Unesp.
Mestre e doutoranda em Odontologia Preventiva e Social pela FOA/Unesp.

Sumário

1 | Introdução à odontologia legal — 11
Tânia Adas Saliba Rovida
Wanilda Maria Meira Costa Borghi

2 | Exercício lícito e ilícito da odontologia – regulamentação — 19
Cléa Adas Saliba Garbin
Ronald Jefferson Martins

3 | Responsabilidade profissional e direito do trabalho — 37
Tânia Adas Saliba Rovida
Cléa Adas Saliba Garbin

4 | O novo código de ética profissional — 49
Cléa Adas Saliba Garbin
Wanilda Maria Meira Costa Borghi

5 | Documentação odontológica — 63
Tânia Adas Saliba Rovida
Lenise Patrocínio Pires Cecílio

6 | Atuação do odontolegista — 85
Cléa Adas Saliba Garbin
Ana Paula Dossi de Guimarães Queiroz

7 | Violência e saúde — 93
Cléa Adas Saliba Garbin
Lenise Patrocínio Pires Cecílio

8 | Noções de bioética — 105
Tânia Adas Saliba Rovida
Wanilda Maria Meira Costa Borghi

9 | Pesquisas envolvendo seres humanos — 113
Tânia Adas Saliba Rovida
Ronald Jefferson Martins

10 | Bioética e prática odontológica — 127
Cléa Adas Saliba Garbin
Wanilda Maria Meira Costa Borghi

Referências — 139

Recursos pedagógicos que facilitam a leitura e o aprendizado!

OBJETIVOS DE APRENDIZAGEM	Informam a que o estudante deve estar apto após a leitura do capítulo.
Conceito	Define um termo ou expressão constante do texto.
LEMBRETE	Destaca uma curiosidade ou informação importante sobre o assunto tratado.
PARA PENSAR	Propõe uma reflexão a partir de informação destacada do texto.
SAIBA MAIS	Acrescenta informação ou referência ao assunto abordado, levando o estudante a ir além em seus estudos.
ATENÇÃO	Chama a atenção para informações, dicas e precauções que não podem passar despercebidas ao leitor.
RESUMINDO	Sintetiza os últimos assuntos vistos.
🔍	Ícone que ressalta uma informação relevante no texto.
⚡	Ícone que aponta elemento de perigo em conceito ou terapêutica abordada.
PALAVRAS REALÇADAS	Apresentam em destaque situações da prática clínica, tais como prevenção, posologia, tratamento, diagnóstico etc.

Introdução à odontologia legal

Tânia Adas Saliba Rovida
Wanilda Maria Meira Costa Borghi

O exercício da odontologia implica direitos e obrigações nas mais distintas e interligadas esferas: profissional, econômica, ética, moral e jurídica. Na relação entre paciente e cirurgião-dentista, está **implícito um acordo contratual**, o qual pode ser expresso (verbalmente ou por escrito) ou tácito (do latim *tacitus*, que significa "calado", "silencioso"). Daí a importância dos conhecimentos advindos da odontologia legal, ciência que faz a **ligação entre a odontologia e o direito** e que também é conhecida como odontologia forense, pericial, judiciária, política, dos tribunais, aplicada à medicina legal, e ainda como jurisprudência odontológica.

A odontologia legal apresenta semelhanças com a medicina legal, sendo didaticamente dividida da seguinte maneira:

- **Odontologia legal geral** – subdivide-se em **deontologia**, que é "o estudo do dever" (do grego *déontos*, "obrigatório", "necessário", e *logos*, "discurso"), e **diceologia**, do grego *dikaio*, que se refere ao estudo dos direitos profissionais.
- **Odontologia legal especial** – estuda antropologia e tanatologia forenses, energias de ordem física, mecânica, química, físico-química, identidade e identificação, dentre outros assuntos específicos.

Quando não há elementos suficientes para a identificação preliminar de uma vítima, como roupas, objetos e joias encontrados no corpo, a odontologia legal se vale dos caracteres antropológicos relacionados à cabeça e ao pescoço. Outros caracteres possíveis são altura, compleição (que é o conjunto dos caracteres físicos que se observam em uma pessoa, qualificando-a, por exemplo, como "de compleição robusta"), cor e forma dos cabelos, cor dos olhos, cicatrizes, sinais e marcas existentes no corpo da vítima (p. ex., as tatuagens, que são "cicatrizes que falam"). Quando estão ausentes esses subsídios tão importantes, a identificação pode ser feita pelas impressões digitais (datiloscopia).

OBJETIVOS DE APRENDIZAGEM

- Conceituar e contextualizar a odontologia legal
- Conhecer o histórico da odontologia legal como ciência

LEMBRETE

A odontologia legal cuida da legislação odontológica, da ética, dos conselhos federais e regionais, das normas complementares e da Previdência Social, além de ser fundamental na infortunística (acidentes de trabalho), na perícia judicial e em processos de identificação de cadáveres.

SAIBA MAIS

"O dente é uma das partes mais resistentes do nosso organismo, quando submetido aos vários tipos de agentes vulnerantes. Em razão dessa resistência, permite, em determinadas situações, a extração de DNA com melhores resultados que outros tecidos submetidos às mesmas condições."[1]

Nas situações jurídicas ou biológicas em que os métodos usuais, como a datiloscopia, são inviáveis, a identificação é feita pelas **arcadas dentárias**, pois os dentes são os órgãos do corpo humano mais mineralizados e resistentes à degradação pós-morte e às variações de temperatura e pressão.

A vastíssima área de atuação da odontologia legal só é possível porque esta é uma **profissão sanitária que interage com todos os ramos do conhecimento humano**: embriologia, histologia, patologia, dentística, cirurgia e sociologia, especialmente a sociologia do direito, no que diz respeito às realidades sociais. Dentre as áreas de atuação dessa profissão, algumas merecem destaque:

- Anatomia, histologia, embriologia – identificação, laudo;
- Patologia – avaliação da gravidade dos danos e moléstias contagiosas;
- Materiais dentários, dentística restauradora, prótese, ortodontia, implantodontia, endodontia e demais áreas clínicas – casos de arbitramento judicial de honorários odontológicos, iatrogenias, avaliação da qualidade dos trabalhos;
- Semiologia, cirurgia, farmacologia, radiologia – casos de erro de diagnóstico e de tratamento e suas consequências;
- Direito civil, penal, trabalhista, processual – busca as normas que regulamentam o exercício da profissão odontológica;
- Sociologia – elaboração e aplicação de normas sociais;
- Genética – identidade e identificação, para extração, amplificação e codificação do ácido desoxirribonucleico (DNA).

Esta disciplina humanística deve ser valorizada pelo aluno desde a graduação. Aliada ao conhecimento clínico e teórico, a odontologia legal forma um importante **tripé preventivo contra dissabores profissionais** futuros.

O aluno pode, também, seguir essa especialidade, tão bem definida por Brasil.[2] Assim, pode frequentar os institutos médico-legais (IMLs), onde as equipes geralmente são compostas por médico-legista, patologista, antropólogo, farmacêutico, psicólogo, bioquímico e, nem sempre, o **odontolegista**. O odontolegista deve assimilar não apenas a letra da lei, mas também o espírito.

Eisele e Campos[3] enfatizam que a medicina legal convive com o sofrimento, não por sadismo ou frieza, mas por acreditar que somente com sua visão e relato, *visum et repertum*, consegue fazer com que o cadáver, frio e mudo, clame alto por justiça, por meio das lesões nele existentes. A odontologia legal também contribui para que ocorra esse clamor.

DEFINIÇÕES

A odontologia legal é uma ciência, porque coordena e sistematiza verdades gerais em um sistema ordenado; também é arte, porque aplica técnicas, métodos e táticas com intuito de produzir provas para esclarecer a verdade.

Leite[4] define a odontologia legal como "[...] a ciência que correlaciona conhecimentos odontológicos e jurídicos e os aplica a serviço da justiça [...]".

Arbenz[5] chegou à definição de odontologia legal partindo das definições que já existiam sobre medicina legal. Assim, no sentido genérico, definiu a odontologia legal como "a aplicação dos conhecimentos odontológicos na elaboração e execução de leis que deles carecem", e, no sentido específico, como "um conjunto de normas que regulam os deveres e direitos morais e legais do cirurgião-dentista e a aplicação destes conhecimentos ao direito".

Daruge e colaboradores[1] definem odontologia legal como "[...] um conjunto de conhecimentos odontológicos técnicos, científicos, éticos e jurídicos aplicados na resolução de problemas de natureza cível, criminal, administrativa e trabalhista [...]".

NOÇÕES HISTÓRICAS

CICLO EMPÍRICO

Hoje em dia, a figura do odontolegista é considerada indispensável, por sua capacidade de repassar à justiça elementos objetivos e seguros, sobretudo na identificação de cadáveres. No entanto, a história nos mostra que nem sempre foi assim. Antes do aparecimento dos primeiros trabalhos científicos sobre medicina legal, houve um período conhecido como **ciclo empírico**, isto é, um período baseado **na experiência prática ou na observação**, e não no conhecimento teórico, comprovado cientificamente.

Nesse ciclo, o mais antigo relato de ordem legal relacionado aos dentes é o Código de Hamurabi, o rei da justiça, que viveu na Babilônia no ano 1685 a.C. Um exemplo de disposição contida no Código de Hamurabi é o seguinte: "Se alguém romper um dente a um homem, seu próprio dente deverá ser rompido; e quando ele for um homem livre, deverá pagar de uma a três minas de prata". Portanto, segundo os princípios desse código, a pessoa que comete o ato condenável tem de pagar de modo a sofrer a mesma dor, pois a essência do Código de Hamurábi é a **lei do talião** (do latim *talis*, "tal", "idêntico"): tal crime, tal pena; olho por olho, dente por dente. A lei do talião visava proteger as viúvas e os órfãos.

Outro documento importante nesse ciclo foi a Bíblia Sagrada, que, além de fazer referência aos dentes, segue a lei do talião. Moisés, o legislador dos hebreus, determinou:

- "Ao agente de lesões mortais em mulher grávida seria aplicada a severa pena de vida".
- "Olho por olho, dente por dente, mão por mão, pé por pé, queimadura por queimadura, ferida por ferida, pisadura por pisadura".
- "Se alguém deitar fora um dente do seu escravo ou escrava, do mesmo modo os deixará livres".

Outros fatos vieram enriquecer o conteúdo histórico da odontologia legal, contribuindo para a sua formação e desenvolvimento. Um dos mais antigos relatos de **identificação pelos dentes** data do ano 49 d.C., na antiga Roma. Nero era filho de Agripina. Seu pai adotivo era Cláudio, imperador de Roma e tio de sua mãe. Para completar o triângulo amoroso, surge Lollia Paulina, rica e divorciada. Agripina, enciumada, encomenda a cabeça da rival, que chega a suas mãos em avançado estado de putrefação e, portanto, irreconhecível. Agripina se tranquilizou depois de separar os lábios de Lollia Paulina e confirmar que aqueles dentes, com certas peculiaridades, realmente eram dela.

Outro caso foi registrado em 1453. John Talbot, conde de Shrewsbury, falecido na batalha de Castillon, foi identificado pelos seus parentes por meio das características de seus dentes. Há ainda um caso bem conhecido ocorrido em 1477, quando morreu, na batalha de Nancy, na França, o duque de Borgonha, conhecido por Carlos, o Temerário (Charles *the Bold*). Seu corpo, que estava irreconhecível, foi identificado pela ausência de alguns dentes superiores, que ele havia perdido em vida, em uma queda.

Portanto, a odontologia legal, embora ainda não fosse reconhecida nessa época, já mostrava sua importância.

CICLO MÉDICO-LEGAL

O segundo período, chamado de ciclo médico-legal, é considerado como a **era científica da medicina legal**, ciência que emergiu da casualidade, dos acidentes, da necessidade de técnicas de identificação das vítimas e reconhecimento dos corpos pelos dentes.

Nesse período, que se estende do século XVI ao XIX, surgiu o **primeiro tratado sobre medicina legal**, o Tratado de Relatórios, escrito em 1575 por Ambroise Paré. Lacassagne conferiu-lhe o título de "pai da medicina legal". Ambroise Paré também era chamado "pai da moderna cirurgia".

Alguns mestres marcaram o início desse período científico da medicina legal: Condronchi, Fideli, Paulo Zacchia.

No ciclo médico-legal, os dentes e os seus aspectos legais ainda eram vistos como **parte da medicina legal**. Todavia, várias outras identificações humanas aconteceram graças aos dentes, ainda antes de a odontologia legal se firmar como ciência.

Em 1755, britânicos, sob o comando do general Edward Braddock, e franceses, ajudados por índios, lutaram pela conquista do Forte Duquesne. Muitos britânicos, dentre eles Peter Halket, morreram ao perder a batalha. Três anos mais tarde, o general Forbes conquistou o forte e enterrou os ossos dos antigos companheiros falecidos. Um de seus comandados era filho de Peter Halket, o qual pôde identificar o esqueleto de seu pai graças a um dente artificial.

No final do século XVIII, com a Revolução Industrial (1789), a mão de obra infantil passou a ser muito explorada. Crianças de 4 a 15 anos trabalhavam de 4 a 16 horas por dia em atividades duríssimas, ganhando a metade ou até mesmo um terço do que era pago aos adultos pelo desempenho das mesmas tarefas.

Foi então que surgiu, na Inglaterra, a "Lei de Peel", de 1802, a primeira lei de proteção ao menor, que limitou a 12 horas a jornada diária de trabalho dos menores. No Brasil, o Decreto nº 1.313[6], editado quase um século após a lei inglesa, foi um marco muito importante que limitou as jornadas de trabalho por idades: proibiu o trabalho de menores de 12 anos e autorizou a aprendizagem a partir dos 8 anos. Os aprendizes com idade entre 8 e 10 anos só poderiam trabalhar 3 horas por dia, ao passo que aqueles entre 10 e 12 anos poderiam trabalhar 4 horas por dia.

O que favorecia o trabalho daquelas crianças – de 8, 10 e 12 anos – nas fábricas era que, além de pobres, seus pais eram imigrantes e haviam perdido a certidão de nascimento dos filhos, o que os impossibilitava de provar a idade. Assim, a idade passou a ser calculada por um médico com base na estatura: crianças com mais de 1,30 m supostamente teriam mais de 13 anos, podendo trabalhar até 69 horas semanais.

Posteriormente, a idade das crianças passou a ser baseada nos dentes, pelo fato de resultar em atestado mais fidedigno. Assim, o dentista passou a ser valorizado e designado para essa função.

Nesse período, a **identificação pelos dentes** foi contribuindo decisivamente nas questões em que os outros métodos médico-legais não podiam ser aplicados, ressaltando a necessidade do reconhecimento dessa especialidade que despontava.

Em outro caso, o filho de Luís XVI e Maria Antonieta, Dauphin, morreu de tuberculose na prisão de Paris, em 1795, com 10 anos e 2 meses de idade, tendo seu corpo cremado. Mais tarde, quiseram construir um monumento para o príncipe. Como seus restos mortais não foram encontrados, surgiu a suspeita de troca de corpos. Foi encontrada uma provável ossada do príncipe, mas a idade estimada ficou entre 16 e 20 anos. Entretanto, depois de examinados os 28 dentes permanentes e quatro terceiros molares visíveis, estando um deles ainda em erupção, concluiu-se seguramente que não se tratava de Dauphin.

Outro fato importante para a odontologia legal foi o que aconteceu 21 anos após a morte do poeta Schiller, em 1826, quando ele pôde ser identificado dentre 22 esqueletos pelo estudo das características

LEMBRETE

A odontologia legal se desenvolveu e conquistou alguma independência quando os casos de identificação *post mortem* não resolvidos pela medicina legal começaram a ser solucionados pela análise da arcada dentária.

de seus dentes. No assassinato do Dr. George Parkmann, por seu colega Dr. Webster, em Boston, nos Estados Unidos, em 1849, o cadáver foi identificado pelo estudo dos dentes. Também os restos mortais do Príncipe Imperial, filho de Napoleão III, em 1879, foram identificados dentre vários outros cadáveres pelo estudo das características dentárias.

Em 4 de maio de 1897, houve um acontecimento decisivo com relação à identificação pelos dentes. Alguns beneméritos do Bazar da Caridade, em Paris, promoviam um leilão para a burguesia. Houve um incêndio com 126 mortos, dos quais 30 não haviam sido identificados pelos parentes. Dentre eles, a duquesa de D'Aleman e a condessa Villeneuve. Dr. Albert Hansa, cônsul do Paraguai, chamou os dentistas dessas duas vítimas, que foram identificadas, bem como outras pessoas que também pereceram na tragédia. Os trabalhos foram coordenados por Oscar Amoedo, médico cubano que conseguiu identificar os corpos de oito vítimas comparando os arcos dentários com as informações dos respectivos cirurgiões-dentistas das vítimas.

A partir de então, a área da odontologia forense passou a ser usada nas mais diversas situações de identificação, utilizando métodos de reconstrução e comparação. Enquanto isso, no Brasil, também em 1897, o Dr. Raimundo Nina Rodrigues, médico que hoje empresta seu nome ao Instituto Médico-Legal da Bahia, lançou o livro *Lesões dos Dentes na Perícia*.

SAIBA MAIS

Oscar Amoedo recebeu o título de pai da odontologia legal depois de escrever *L'Art Dentaireen Médicine Légale*, em Paris, em 1898.

Em 1898, Oscar Amoedo lançou o livro *L'art Dentaireen Medicine Légale* (*Arte Dental em Medicina Legal*), cujos temas compreendem anatomia dentária; anomalias dos dentes; dentes nas diferentes raças humanas; dentes em relação à idade e ao sexo; dentes de prostitutas, criminosos e anões; cárie; erosão; dentes em relação com a patologia geral; lesões profissionais e traumáticas dos dentes; mordidas; dentes após a morte; jurisprudência; notação dentária; 52 casos práticos; e magnífica bibliografia. Nessa obra, o autor descreve a técnica de identificação dental utilizada no incêndio do Bazar da Caridade.

CICLO ODONTO-LEGAL

Há inúmeros outros casos de identificação de cadáveres em que todos os métodos médico-legais já haviam falhado e que foram resolvidos pelo estudo das arcadas dentárias, marcando assim o início deste ciclo, que se estende até os nossos dias.

Paris era considerada o centro mundial do conhecimento científico, e a odontologia legal passou a ser caracterizada como uma **ciência capaz de auxiliar a medicina legal**, entrando no terceiro ciclo, denominado odontolegal. Este ciclo teve início em 1909, quando aconteceu um incêndio de aspecto criminoso no consulado da legação alemã no Chile.

Bombeiros encontraram restos de um corpo que parecia pertencer a Willy Guillermo Becker, à época secretário do consulado, dado por desaparecido. Foi então que o cirurgião-dentista Germán Basterrica conseguiu provar cientificamente que os restos mortais encontrados eram de Ezequiel Tapia, porteiro da representação diplomática. O secretário desaparecido acabou sendo capturado ao tentar atravessar a fronteira do Chile com a Argentina disfarçado de padre. O Dr. Germán Basterrica, por recompensa, viu ser aprovado seu projeto de criação de uma Escola de Odontologia no Chile.

Abreu[7] descreveu a técnica de **necropsia da face**, especialmente da boca. Também Silva[8] ressaltou a importância dos caracteres anatômicos e dos dentes na identificação de corpos, em uma obra intitulada *Odontologia Legal*, cunhando assim o termo que denomina essa disciplina, estabelecendo-lhe os primeiros limites de ação.

Na década seguinte, Armando Lopes Leon, na Guatemala, Juan Ubaldo Correa, na Argentina, Julio Penalver, em Caracas, e Glauco Martins dos Santos, no Brasil, mostraram a importância das rugas palatinas na identificação humana. Em 1959, Arbenz[9] publicou *Introdução à Odontologia Legal*, e Leite[4] também discorreu sobre o tema.

No período compreendido entre 1964 e 1985 (ditadura militar no Brasil), poucas obras foram divulgadas. Porém, no período pós--ditadura, a odontologia legal mostrou expressivo avanço, principalmente com as publicações da USP e da Unicamp.

Em 1920, o Prof. Nerio Rojas iniciou o curso de Odontologia Legal na Argentina. Nesse mesmo ano, Eucário Novais estudou manchas de saliva.

Oscar Freire de Carvalho, médico baiano, especialista em odontologia legal, publicou trabalhos experimentais e criou, em 1922, em São Paulo, um instituto que, posteriormente, passou a chamar-se Instituto Oscar Freire. Atualmente, o Instituto Oscar Freire é sede do Departamento de Medicina Legal, Ética Médica e Medicina Social e do Trabalho da USP. No edifício do Instituto Oscar Freire, tombado como monumento de interesse histórico-cultural, funcionou inicialmente a Faculdade de Medicina, na década de 1920.

O **ensino da odontologia legal**, no Brasil, está ligado ao nome de Henrique Tânner de Abreu, que inaugurou o curso de Medicina Legal Aplicada à Arte Dentária, tornando-se o primeiro catedrático dos estudantes de Odontologia da Faculdade de Medicina do Rio de Janeiro. Ele havia exercido, antes, a cátedra de Medicina Legal, em 1925.

O ensino da Odontologia nas Faculdades de Medicina do Rio de Janeiro e da Bahia foi instituído pelo Decreto nº 9.311, de 25 de outubro de 1884[10]. Assim, a formação do cirurgião-dentista, agora em uma instituição de ensino superior, deixava para trás a humilhante fase do "dentista aprovado", que, para obter tal título, tinha como prova prática a extração dentária realizada em cadáver.

SAIBA MAIS

Somente depois da Revolução de 1930 os legisladores se preocuparam com a regulamentação do exercício da odontologia.

O ensino da odontologia legal foi oficializado em 1931, com o Decreto Federal nº 19.851,[11] que regulamentou a organização da Universidade do Rio de Janeiro, tornando a disciplina obrigatória nos currículos das Faculdades de Odontologia do Brasil, com o nome de Higiene e Odontologia Legal. Foi a primeira vez que a expressão "odontologia legal" aparecia em uma reforma de ensino de nível federal. Seu ensino ocorria junto ao de higiene por força dos arts. 218, 219 e 311 do Decreto nº 19.852.[12]

O Decreto Estadual nº 7.013,[13] autorizou o funcionamento do Setor de Odontologia Legal no Serviço de Investigação da Polícia de São Paulo. Posteriormente, a odontologia legal passou a ser ministrada no curso de Criminologia do mesmo gabinete. Em 1961, o Conselho Federal de Educação[14] colocou a odontologia legal como parte do ciclo profissionalizante do cirurgião-dentista. Nessa época, a formação odontológica, com duração de 4 anos, era dividida em dois ciclos: o básico e o profissional.

Com essa sucessão de fatos, a odontologia legal foi se projetando no campo científico, adquirindo doutrina própria e demonstrando, cada vez mais, sua importância na formação do cirurgião-dentista. Contribuíram para esse caminhar da odontologia legal os decretos-leis e as leis disciplinares ao exercício da odontologia.

A Lei nº 1.314,[15] foi, à época, a maior conquista da classe, regulamentando o exercício da odontologia no Brasil e cuidando dos direitos e das obrigações do cirurgião-dentista. Depois, surgiu a Lei nº 4.324,[16] que criou os Conselhos Regionais de Odontologia (CROs) e o Conselho Federal de Odontologia (CFO), posteriormente instituídos pelo Decreto nº 68.704.[17]

LEMBRETE

O CFO é o legislador que adequa as normas à realidade social do profissional e às necessidades da classe odontológica, por meio da Lei nº 5.081.[18]

A Lei nº 1.314[15] vigorou até ser substituída pela Lei nº 5.081,[18] que está em vigor até hoje. Esta lei regulamenta o exercício da odontologia em todo o território nacional e dá atribuições ao cirurgião-dentista, inclusive na área pericial, concedendo-lhe proceder como perito odontológico em foro civil, criminal, trabalhista e em sede administrativa, e ainda utilizar as vias de acesso do pescoço e da cabeça em casos de necropsia.

CONSIDERAÇÕES FINAIS

Este capítulo narrou o surgimento da odontologia legal, ciência de objetivos tão amplos que, não satisfeita com as questões ligadas ao binômio cirurgião-dentista e paciente, que tanto exige responsabilidade profissional, volta-se também para a identificação humana, função que a mantém em estreito relacionamento com todas as áreas da odontologia e do direito.

Sobre todos esses e outros assuntos, o odontolegista se debruça com afinco, para vê-los elucidados. Com isso, a odontologia legal vem se tornando imprescindível na esfera mundial, tanto como disciplina quanto como ciência.

Exercício lícito e ilícito da odontologia – regulamentação

Cléa Adas Saliba Garbin
Ronald Jefferson Martins

2

A Constituição da República Federativa do Brasil[1] estabelece, em seu art. 5º, inciso XIII, que "[...] é livre o exercício de qualquer trabalho, ofício ou profissão, atendidas as qualificações profissionais que a lei estabelecer [...]". Historicamente, com relação à odontologia, o Decreto nº 20.931,[2] foi uma das primeiras legislações que regulava o exercício profissional da odontologia. Este estabelecia, em seu art. 1º, que o exercício de medicina, odontologia, medicina veterinária e das profissões de farmacêutico e de parteira ficava sujeito à fiscalização desse decreto.

Vinte anos depois, foi editada nova legislação específica da odontologia, a Lei nº 1.314,[3] que representou um avanço na regulamentação da profissão ao exigir duas condições fundamentais para o exercício: o diploma expedido por estabelecimento oficial ou legalmente reconhecido, e o seu registro nos órgãos competentes. A lei que atualmente regulamenta o exercício da profissão no Brasil é a Lei nº 5.081.[4]

OBJETIVOS DE APRENDIZAGEM

- Conhecer as principais leis que regem o exercício profissional da odontologia
- Identificar os documentos necessários para a regulamentação profissional
- Conhecer as diferentes categorias que configuram exercício ilegal da profissão
- Reconhecer a área de atuação das diversas especialidades odontológicas

LEI Nº 5.081[4]

Em 1966, uma nova lei foi promulgada revogando a anterior, a fim de regular o exercício da odontologia no Brasil: a Lei nº 5.081.[4] Atualmente, é esta que regulamenta o exercício da odontologia no Brasil, além de estabelecer os requisitos exigidos para a habilitação profissional e legal do cirurgião-dentista (Quadro 2.1).

LEMBRETE

O cirurgião-dentista e o médico são os únicos profissionais habilitados a atestar para abonar a falta do trabalhador, garantindo o recebimento do respectivo salário.

QUADRO 2.1 – Conheça a Lei

Lei nº 5.081, de 24 de agosto de 1966
Regula o Exercício da Odontologia no Brasil

Art. 1º - O exercício da Odontologia no território nacional é regido pelo disposto na presente Lei.

Art. 2º - O exercício da Odontologia no território nacional só é permitido ao cirurgião-dentista habilitado por escola ou faculdade oficial ou reconhecida, após o registro do diploma na Diretoria do Ensino Superior, no Serviço Nacional de Fiscalização da Odontologia, sob cuja jurisdição se achar o local de sua atividade.

Parágrafo único. (Vetado).

Art. 3º - Poderão exercer a Odontologia no território nacional os habilitados por escolas estrangeiras, após a revalidação do diploma e satisfeitas as demais exigências do artigo anterior.

Art. 4º - É assegurado o direito ao exercício da Odontologia, com as restrições legais, ao diplomado nas condições mencionadas no Decreto-Lei nº 7.718, de 9 de julho de 1945, que regularmente se tenha habilitado para o exercício profissional, somente nos limites territoriais do Estado onde funcionou a escola ou faculdade que o diplomou.

Art. 5º - É nula qualquer autorização administrativa a quem não for legalmente habilitado para o exercício da Odontologia.

Art. 6º - Compete ao cirurgião-dentista:

I - praticar todos os atos pertinentes à Odontologia, decorrentes de conhecimentos adquiridos em curso regular ou em cursos de pós-graduação;

II - prescrever e aplicar especialidades farmacêuticas de uso interno e externo, indicadas em Odontologia;

III - atestar, no setor de sua atividade profissional, estados mórbidos e outros, inclusive, para justificação de faltas ao emprego; (*Item alterado pela Lei 6.215/1975*)

IV - proceder à perícia odonto-legal em foro civil, criminal, trabalhista e em sede administrativa;

V - aplicar anestesia local e truncular;

VI - empregar a analgesia e hipnose, desde que comprovadamente habilitado, quando constituírem meios eficazes para o tratamento;

VII - manter, anexo ao consultório, laboratório de prótese, aparelhagem e instalação adequadas para pesquisas e análises clínicas, relacionadas com os casos específicos de sua especialidade, bem como aparelhos de raios X, para diagnóstico, e aparelhagem de fisioterapia;

VIII - prescrever e aplicar medicação de urgência no caso de acidentes graves que comprometam a vida e a saúde do paciente;

IX - utilizar, no exercício da função de perito-odontólogo, em casos de necropsia, as vias de acesso do pescoço e da cabeça.

Art. 7º - É vedado ao cirurgião-dentista:

a) expor em público trabalhos odontológicos e usar de artifícios de propaganda para granjear clientela;
b) anunciar cura de determinadas doenças, para as quais não haja tratamento eficaz;
c) exercício de mais de duas especialidades;
d) consultas mediante correspondência, rádio, televisão, ou meios semelhantes;
e) prestação de serviço gratuito em consultórios particulares;
f) divulgar benefícios recebidos de clientes;
g) anunciar preços de serviços, modalidades de pagamento e outras formas de comercialização da clínica que signifiquem competição desleal.

Art. 8º - (Vetado).
I - (Vetado).
II - (Vetado).
Art. 9º - (Vetado).
a) (Vetado);
b) (Vetado);
c) (Vetado);
d) (Vetado);
e) (Vetado).
Art. 10º
Parágrafo único. (Vetado).
Art. 11º - (Vetado).

Art. 12º - O Poder Executivo baixará Decreto, dentro de 90 (noventa) dias, regulamentando a presente Lei.

Art. 13º - Esta Lei entrará em vigor na data de sua publicação, revogados o Decreto-Lei nº 7.718, de 9 de julho de 1945, a Lei nº 1.314, de 17 de janeiro de 1951, e demais disposições em contrário.

Fonte: Brasil[4]

O art. 6º, inciso III, da Lei nº 5.081[4] foi alterado pela Lei nº 6.215,[5] passando a vigorar com a seguinte redação: "Compete ao cirurgião-dentista atestar, no setor de sua atividade profissional, estados mórbidos e outros, inclusive, para justificação de faltas ao emprego [...]". Essa alteração reconhece a importância do estado mórbido de competência odontológica como fator legítimo da ausência do trabalhador ao serviço.

SAIBA MAIS

Fiscalização ética da profissão
Aproximadamente dois anos antes da promulgação da Lei nº 5.081,[4] foi aprovada a Lei nº 4.324,[6] que instituiu o CFO e os CROs como órgãos responsáveis pela supervisão da ética no exercício profissional.

EXERCÍCIO LÍCITO DA ODONTOLOGIA

Os atos humanos devem estar de acordo com normas legais, sendo que o ato jurídico lícito confere a legalidade ao comportamento humano, ou seja, **o ato lícito é aquele que se fundamenta no direito**.

O profissional de odontologia deve apresentar dois tipos de habilitação para que obtenha autorização legal para o exercício da atividade: habilitação profissional e habilitação legal.

HABILITAÇÃO PROFISSIONAL

A habilitação profissional é obtida quando o candidato atende a uma das situações descritas a seguir.

a) O candidato conclui um curso de odontologia e recebe o diploma. Quando a instituição de ensino é particular, é condição indispensável para a validade do diploma que o estabelecimento seja reconhecido pelo Ministério da Educação. A instituição pública dispensa o reconhecimento, o qual já está implícito no ato de criação do curso superior.

b) O candidato diplomado por escola estrangeira está habilitado ao exercício profissional em todo o território nacional, desde que:

- Tenha o diploma revalidado em uma universidade reconhecida, no caso do estrangeiro formado no exterior que fixa residência no Brasil para exercer as suas atividades profissionais e do brasileiro nato ou naturalizado formado por instituição estrangeira. O processo de revalidação objetiva verificar a equivalência entre os estudos realizados na instituição estrangeira e aqueles ministrados pelas instituições de ensino superior nacionais. O interessado na revalidação pode escolher a instituição na qual vai requerer a revalidação, sendo que seu título passará a ter equivalência ao da instituição de ensino selecionada.

- Registre obrigatoriamente o diploma no CFO. Portugueses e brasileiros diplomados por instituições de ensino superior de Portugal gozam de reciprocidade de reconhecimento de títulos e diplomas, por força do Acordo Cultural e Protocolo Adicional. Após a verificação da equivalência curricular, o CFO deve proceder ao registro como primeira exigência para a inscrição no Conselho Regional da área sob jurisdição que seu portador pretende atuar.

c) O candidato é diplomado por escola ou faculdade estadual não reconhecida, tendo o direito de exercer a profissão quando comprovada a habilitação até 26 de agosto de 1966, beneficiado pelo Decreto-Lei nº 7.718.[7] Nesse caso, o profissional pode exercer a odontologia somente nos limites territoriais do estado onde tenha funcionado a escola.

d) O candidato colou grau em menos de dois anos antes da data do pedido. Nesse caso, a autorização para a atuação profissional é pelo período de 2 anos contados da data de colação de grau.

HABILITAÇÃO LEGAL

Depois da colação de grau e da expedição do diploma por instituição pública ou particular, deverão ser obtidos no Conselho os **dois registros exigidos pela legislação em vigor**.

O primeiro registro é realizado pela própria instituição de ensino junto ao Ministério da Educação e Cultura e visa atestar a idoneidade do título por meio da observação da regularidade da vida pregressa do interessado, da autenticidade do diploma e, quando for instituição particular, do reconhecimento da faculdade. Após o primeiro registro, o diploma deve ser encaminhado ao Conselho Regional para requerimento do segundo registro federal e também para inscrição no CRO, conhecida como inscrição principal.

> **ATENÇÃO**
> A inscrição no Conselho Regional deve ser realizada na área de jurisprudência (estado) onde o profissional pretende atuar.

TIPOS DE INSCRIÇÃO NO CONSELHO

INSCRIÇÃO PRINCIPAL: Habilita a atuação do profissional na jurisdição estadual onde fez sua inscrição ou para o exercício eventual ou temporário da profissão em qualquer parte do território nacional pelo período máximo de 90 dias consecutivos. No caso da mudança da sede da principal atividade exercida para outro estado, deverá ser solicitada a **transferência da inscrição**, por meio da devolução da carteira e da cédula de identidade profissional no Conselho Regional de origem.

INSCRIÇÃO PROVISÓRIA: A fim de evitar atrasos e prejuízos aos recém-formados pelo atraso na expedição dos diplomas, o Conselho

Federal instituiu a inscrição provisória, que pode ser solicitada por meio de requerimento encaminhado ao presidente do Conselho Regional do estado onde se pretende atuar. Dá direito ao exercício profissional pelo prazo improrrogável de 2 anos, contados a partir da colação de grau.

INSCRIÇÃO SECUNDÁRIA: No caso de o cirurgião-dentista exercer sua atividade profissional na jurisdição de outro Conselho Regional (em outro estado), além do território a que se acha vinculado pela inscrição principal ou provisória, ele deverá obrigatoriamente requerer a inscrição secundária, exceto quando não exceder o prazo de 90 dias consecutivos de exercício profissional. Para o anúncio de especialidade na jurisdição do Conselho da inscrição secundária, o profissional obrigatoriamente também deverá requerer a inscrição secundária como especialista.

INSCRIÇÃO TEMPORÁRIA: É destinada ao cirurgião-dentista estrangeiro que possui visto temporário de permanência no País, desde que não exista restrição ao seu desempenho profissional. A inscrição será cancelada na mesma data em que expirar o visto de permanência no País.

INSCRIÇÃO REMIDA: É concedida automaticamente ao cirurgião--dentista que completa 70 anos de idade e que nunca sofreu penalidade por infração ética, ficando dispensado do recolhimento das anuidades.

INSCRIÇÃO POR TRANSFERÊNCIA: É a mudança, de modo permanente, da sede da principal atividade exercida pelo profissional para jurisdição de outro Conselho Regional, por meio de requerimento feito ao presidente do Conselho para cuja jurisdição o profissional pretenda se transferir.

SUSPENSÃO TEMPORÁRIA DA INSCRIÇÃO

O profissional pode requerer a suspensão temporária de sua inscrição, no caso de comprovado o afastamento do exercício de suas atividades profissionais por motivo de doença ou para ocupar cargo eletivo.

CANCELAMENTO DA INSCRIÇÃO

O cancelamento da inscrição pode ser efetuado nos seguintes casos:

- mudança de categoria;
- encerramento da atividade profissional;

- transferência para outro Conselho;
- cassação do direito ao exercício profissional;
- falecimento;
- devido à não quitação dos débitos com a autarquia.

DOCUMENTOS EXIGIDOS DO CIRURGIÃO-DENTISTA PARA INSCRIÇÃO PRINCIPAL

- Diploma original ou fotocópia
- Fotocópia do título eleitoral
- Fotocópia do CPF
- Fotocópia da carteira de identidade
- Fotocópia do certificado de reservista
- 3 fotos 3x4
- Fotocópia da anuidade quitada com o CRO
- Fotocópia da taxa de inscrição e carteira profissional

Além disso, o cirurgião-dentista deve requisitar, na dependência da legislação do município onde se localiza o consultório ou a clínica, os seguintes documentos para exercer a prática profissional:

- Alvará de localização na Prefeitura Municipal;
- Laudo da fiscalização sanitária junto à Secretaria Municipal de Saúde;
- Laudo de segurança contra incêndios junto ao Corpo de Bombeiros;
- Laudo de segurança na utilização de raios X junto à Comissão Nacional de Energia Nuclear (CNEN).

EXERCÍCIO ILÍCITO DA ODONTOLOGIA

Os atos ilícitos contrariam um dispositivo legal; portanto, são ilegais por estarem contrários ao direito. O art. 186 do Código Civil Brasileiro, que trata dessa matéria, enuncia: "Aquele que, por ação ou omissão voluntária, negligência ou imprudência violar direito e causar dano a outrem, ainda que exclusivamente moral, comete ato ilícito.".[8] Além disso, o art. 187 do mesmo código complementa as características do ato ilícito: "Também comete ato ilícito o titular de um direito que, ao exercê-lo, excede manifestamente os limites impostos pelo seu fim econômico ou social, pela boa-fé ou pelos bons costumes.".[8]

No exercício de sua profissão, o cirurgião-dentista pode cometer um **ato ilícito civil** ou um **ato ilícito penal**, sujeitando-se a duas responsabilidades. A primeira, por ofender a sociedade (Código Civil, em seu art. 186);[8] a segunda, por ofender o indivíduo em particular (Código Penal, em seu art. 129).[9]

As características do exercício ilícito da odontologia são apresentadas a seguir.

EXERCÍCIO ILEGAL

Tipificado no art. 282 do Código Penal brasileiro, determina-se:

> "Exercer, ainda que a título gratuito, a profissão de médico, dentista ou farmacêutico, sem autorização legal ou excedendo-lhe os limites:
> Pena – detenção, de 6 (seis) meses a 2 (dois) anos.
> Parágrafo único – Se o crime é praticado com o fim de lucro, aplica-se também multa".[9]

A expressão "**sem autorização legal**" diz respeito à prática por indivíduos não habilitados profissional ou legalmente (**falsos profissionais**). Há outras situações em que, apesar de habilitado profissionalmente, o cirurgião-dentista incorre em exercício ilegal da profissão:

- exercer a profissão após ter concluído o curso, sem contudo ter recebido o diploma;
- não proceder à revalidação do diploma e de registros quando diplomado no exterior;
- continuar a atividade odontológica mesmo tendo sido apenado com suspensão do exercício profissional;
- não providenciar, após decorrido o prazo de 90 dias, a transferência da inscrição para o Conselho Regional do estado no qual passou a atuar;
- praticar intervenção fora da área de atuação de competência do cirurgião-dentista.

Quando o artigo menciona "**excedendo-lhe os limites**", significa que o profissional habilitado invade competências profissionais de outras categorias.

Deve ser feita a diferenciação entre o "**falso dentista**" e o **dentista prático** ou **prático licenciado**. Entre os anos de 1931 e 1933, decretos editados pelo então presidente Getúlio Vargas possibilitavam o exercício da odontologia por indivíduos que adquiriam conhecimentos sobre a profissão por meio do aprendizado prático com algum mestre da arte. Esses práticos tinham a possibilidade de requerer aos órgãos de saúde pública a expedição da licença que os habilitava a exercer a odontologia nos limites territoriais do local para a qual a licença era expedida.

O Decreto nº 23.540[10] fixou a data de 30 de junho de 1934 como limite para a concessão desse benefício. Por meio de um cálculo simples, os indivíduos que poderiam se beneficiar dessas medidas devem estar com mais de 80 anos. Portanto, nos dias atuais, não é mais possível ouvir falar de dentistas práticos ou práticos licenciados. O que ocorre atualmente é o **exercício ilegal** da profissão.

CHARLATANISMO

Refere-se a ato cometido por profissional, habilitado ou não, que utiliza de mentira, engodo ou falsidade durante a prática profissional. O charlatão utiliza os mais variados meios para enganar os pacientes durante o ato profissional. Entre esses meios, podem-se citar a oferta de diagnóstico que não corresponde à realidade, a garantia de cura para situações em que é impossível o restabelecimento do equilíbrio orgânico e de obtenção de um resultado após uma intervenção.

O charlatanismo é caracterizado no art. 283 do Código Penal: "Inculcar ou anunciar cura por meio secreto ou infalível". A pena é detenção de 3 meses a 1 ano, além de multa.

CURANDEIRISMO

Curandeirismo é o exercício da profissão odontológica por indivíduos que não possuem habilitação profissional e legal, como afirma o art. 284 do Código Penal:

"Exercer o curandeirismo:
I - prescrevendo, ministrando ou aplicando, habitualmente, qualquer substância;
II - usando gestos, palavras ou qualquer outro meio;
III - fazendo diagnósticos.
Pena – detenção, de seis meses a dois anos.
Parágrafo único – Se o crime é praticado mediante remuneração, o agente fica também sujeito à multa".

RESOLUÇÃO CFO Nº 63[11]

A Lei nº 5.081/1966 atestou de maneira definitiva a maioridade da profissão odontológica. Entretanto, outra medida legal de fundamental importância que estabelece normas para o exercício legal da odontologia é a Resolução CFO nº 63[11], atualizada em 23 de dezembro de 2011, sobre a consolidação das normas para procedimentos nos Conselhos de Odontologia.

Entre outros fatores, essa resolução impõe as condições legais para o registro das especialidades e os critérios legais para as atividades privativas do técnico em saúde bucal (TSB), do técnico de prótese dentária (TPD), do auxiliar em saúde bucal (ASB) e do auxiliar de prótese dentária (APD).

LEMBRETE

Todos os cirurgiões-dentistas devem conhecer a Resolução CFO nº 63[11], em razão de sua importância para a profissão.

ESPECIALIDADES ODONTOLÓGICAS

O art. 36 da Resolução CFO nº 63[11] afirma que "A especialidade é uma área específica do conhecimento, exercida por profissional qualificado a executar procedimentos de maior complexidade, na busca da eficácia e da eficiência de suas ações [...]".

A **periodontia** foi a primeira especialidade odontológica no mundo, instituída nos Estados Unidos, em 1930, com o surgimento do *Journal of Periodontology*. No Brasil, a primeira atividade a caracterizar-se como especialidade foi a **radiologia**, ao ser regulamentada pelo então Serviço Nacional de Fiscalização da Odontologia, em 1968.

LEMBRETE

Atualmente existem 19 especialidades odontológicas reconhecidas pelo CFO.

CIRURGIA E TRAUMATOLOGIA BUCOMAXILOFACIAL

A especialidade de cirurgia e traumatologia bucomaxilofacial tem como objetivos o diagnóstico e o tratamento cirúrgico e coadjuvante de doenças, traumatismos, lesões e anomalias congênitas e adquiridas do aparelho mastigatório e de anexos e estruturas craniofaciais associadas.

Áreas de atuação do especialista:

- implantes, enxertos, transplantes e reimplantes;
- biópsias;
- cirurgias com finalidade protética;
- cirurgias com finalidade ortodôntica;
- cirurgias ortognáticas;
- tratamento cirúrgico de cistos, afecções radiculares e perirradiculares, doenças das glândulas salivares, doenças da articulação temporomandibular, lesões de origem traumática na área bucomaxilofacial, malformações congênitas ou adquiridas dos maxilares e da mandíbula, tumores benignos da cavidade bucal, tumores malignos da cavidade bucal (nestes dois últimos casos, o especialista deve atuar integrado à equipe oncológica) e distúrbios neurológicos com manifestação maxilofacial (em colaboração com neurologista ou neurocirurgião).

ATENÇÃO

É vedado o registro e a inscrição de duas especialidades com base no mesmo curso realizado, bem como mais de duas especialidades mesmo que oriundas de cursos diferentes. Também é vedado anunciar ou fazer propaganda.

DENTÍSTICA

A dentística restauradora é a especialidade que tem como objetivos o estudo e a aplicação de procedimentos educativos, preventivos, operatórios e terapêuticos para preservar e devolver ao dente sua integridade anatomofuncional e estética.

Áreas de atuação do especialista:

- diagnóstico e prognóstico das doenças dentárias;
- procedimentos estéticos, educativos e preventivos;
- procedimentos conservadores da vitalidade pulpar;
- tratamento das lesões dentárias passíveis de restauração, inclusive a confecção de coroas individuais e restaurações metálicas fundidas.

DISFUNÇÃO TEMPOROMANDIBULAR E DOR OROFACIAL

Disfunção temporomandibular e dor orofacial é a especialidade que tem por objetivos promover e desenvolver uma base de conhecimentos científicos para melhor compreensão no diagnóstico e no tratamento de dores e distúrbios do aparelho mastigatório, da região orofacial e de outras estruturas relacionadas.

Áreas de atuação do especialista:

- diagnóstico e prognóstico das dores orofaciais complexas, incluindo as disfunções temporomandibulares, particularmente aquelas de natureza crônica;
- inter-relacionamento e participação na equipe multidisciplinar de dor em instituições de saúde, ensino e pesquisa;
- realização de estudos epidemiológicos e de fisiopatologia das disfunções temporomandibulares e das demais dores que se manifestam na região orofacial;
- tratamento das dores orofaciais e das disfunções temporomandibulares, por meio de procedimentos de competência odontológica.

ENDODONTIA

A endodontia é a especialidade que tem como objetivo a preservação do dente por meio de prevenção, diagnóstico, prognóstico, tratamento e controle das alterações da polpa e dos tecidos perirradiculares.

Áreas de atuação do especialista:

- procedimentos conservadores da vitalidade pulpar;
- procedimentos cirúrgicos no tecido e na cavidade pulpar;
- procedimentos cirúrgicos paraendodônticos;
- tratamento dos traumatismos dentários.

ESTOMATOLOGIA

A estomatologia é a especialidade que tem como objetivos a prevenção, o diagnóstico, o prognóstico e o tratamento das doenças próprias da boca e de suas estruturas anexas, das manifestações bucais de doenças sistêmicas, bem como o diagnóstico e a prevenção de doenças sistêmicas que possam eventualmente interferir no tratamento odontológico.

Áreas de atuação do especialista:

- promoção e execução de procedimentos preventivos em nível individual e coletivo na área de saúde bucal;
- obtenção de informações necessárias à manutenção da saúde do paciente, visando à prevenção, ao diagnóstico, ao prognóstico e ao tratamento de alterações estruturais e funcionais da cavidade bucal e das estruturas anexas;
- realização ou solicitação de exames complementares, necessários ao esclarecimento do diagnóstico.

RADIOLOGIA ODONTOLÓGICA E IMAGINOLOGIA

A imaginologia dentomaxilofacial é a especialidade que tem como objetivo a aplicação dos métodos exploratórios por imagem com a finalidade de diagnóstico, acompanhamento e documentação bucomaxilofacial e de estruturas anexas.

Áreas de atuação do especialista:

- obtenção, interpretação e emissão de laudo das imagens de estruturas bucomaxilofaciais e anexas obtidas por meio de radiologia convencional, digitalizada, subtração, tomografia convencional e computadorizada, ressonância magnética, ultrassonografia e outros recursos;
- auxílio no diagnóstico para elucidação de problemas passíveis de solução, mediante exames pela obtenção de imagens e outros recursos.

IMPLANTODONTIA

A implantodontia é a especialidade que tem como objetivo a implantação de materiais aloplásticos na mandíbula e na maxila destinados a suportar próteses unitárias, próteses parciais ou removíveis e próteses totais.

Áreas de atuação do especialista:

- diagnóstico das estruturas ósseas dos maxilares;
- diagnóstico das alterações das mucosas bucais e das estruturas de suporte dos elementos dentários;
- técnicas e procedimentos de laboratório relativos aos diferentes tipos de prótese a serem executados sobre os implantes;
- técnicas cirúrgicas específicas ou usuais na colocação de implantes;
- manutenção e controle dos implantes.

ODONTOLOGIA LEGAL

A odontologia legal é a especialidade que tem como objetivo a pesquisa de fenômenos psíquicos, físicos, químicos e biológicos que podem atingir ou ter atingido o homem, vivo, morto ou ossada, e mesmo fragmentos ou vestígios, resultando em lesões parciais ou totais, reversíveis ou irreversíveis.

Áreas de atuação do especialista:

- identificação humana;
- perícia em foro civil, criminal e trabalhista;
- perícia em área administrativa;
- perícia, avaliação e planejamento em infortunística;
- tanatologia forense;
- elaboração de autos, laudos, pareceres, relatórios e atestados;
- traumatologia odontolegal;
- balística forense;
- perícia logística no vivo e no morto, íntegro ou em suas partes em fragmentos;
- perícia em vestígios correlatos, inclusive de manchas ou líquidos oriundos da cavidade bucal ou nela presentes;
- exames por imagem para fins periciais;
- deontologia odontológica;
- orientação odontolegal para o exercício profissional;
- exames por imagens para fins odontolegais.

ODONTOGERIATRIA

A odontogeriatria se concentra no estudo dos fenômenos decorrentes do envelhecimento que também têm repercussão na boca e em suas estruturas associadas. Além disso, o profissional dessa especialidade atua na promoção da saúde por meio de diagnóstico, prevenção e tratamento de enfermidades bucais e do sistema estomatognático do idoso.

Áreas de atuação do especialista:

- estudo do impacto de fatores sociais e demográficos no estado de saúde bucal dos idosos;
- estudo do envelhecimento do sistema estomatognático e suas consequências;
- estudo, diagnóstico e tratamento das patologias bucais do paciente idoso, inclusive aquelas derivadas de terapias medicamentosas e de irradiação, bem como do câncer bucal;
- planejamento multidisciplinar integral de sistemas e métodos para atenção odontológica ao paciente geriátrico.

ODONTOLOGIA DO TRABALHO

A odontologia do trabalho é a especialidade que tem como objetivo a busca permanente da compatibilidade entre a atividade laboral e a preservação da saúde bucal do trabalhador.

Áreas de atuação do especialista:

- identificação, avaliação e vigilância dos fatores ambientais que possam constituir risco à saúde bucal no local de trabalho, em qualquer das fases do processo de produção;
- assessoramento técnico e atenção em relação à saúde, à segurança, à ergonomia e à higiene no trabalho, assim como em relação a equipamentos de proteção individual (EPIs), atuando junto à equipe interdisciplinar de saúde do trabalho operante;
- planejamento e implantação de campanhas e programas de duração permanente para educação dos trabalhadores quanto a acidentes de trabalho, doenças ocupacionais e educação em saúde;
- organização estatística de morbidade e mortalidade com causa bucal e investigação de suas possíveis relações com as atividades laborais;
- realização de exames odontológicos para fins trabalhistas.

ODONTOLOGIA PARA PACIENTES COM NECESSIDADES ESPECIAIS

A odontologia para pacientes com necessidades especiais tem por objetivos o diagnóstico, a preservação, o tratamento e o controle dos problemas de saúde bucal de pacientes que apresentam uma complexidade no seu sistema biológico, psicológico e/ou social, bem como a percepção e a atuação dentro de uma estrutura transdisciplinar com outros profissionais de saúde e áreas correlatas.

Áreas de atuação do especialista:

- atenção odontológica a pacientes com graves distúrbios de comportamento, emocionalmente perturbados;
- atenção odontológica a pacientes que apresentam condições incapacitantes, temporárias ou definitivas, de nível ambulatorial, hospitalar ou domiciliar;
- estudos e atenção aos pacientes que apresentam problemas especiais de saúde com repercussão na boca e nas estruturas anexas.

ODONTOPEDIATRIA

A odontopediatria é a especialidade que tem como objetivos o diagnóstico, a prevenção, o tratamento e o controle dos problemas de saúde bucal da criança, a educação para a saúde bucal e a integração desses procedimentos com os dos outros profissionais da área da saúde.

Áreas de atuação do especialista:

- educação e promoção de saúde bucal, transmitindo às crianças, aos responsáveis e à comunidade os conhecimentos indispensáveis à manutenção do estado de saúde das estruturas bucais;
- prevenção em todos os níveis de atenção, atuando sobre os problemas relativos à cárie dentária, à doença periodontal, às maloclusões, às malformações congênitas e às neoplasias;
- diagnóstico dos problemas bucodentários;
- tratamento das lesões ósseas adjacentes decorrentes de cáries, traumatismos, alterações na odontogênese e malformações congênitas;
- condicionamento da criança para a atenção odontológica.

ORTODONTIA

A ortodontia é a especialidade que tem como objetivos a prevenção, a supervisão e a orientação do desenvolvimento do aparelho mastigatório e a correção das estruturas dentofaciais, incluindo as condições que requerem movimentação dentária, bem como harmonização da face no complexo maxilomandibular.

Áreas de atuação do especialista:

- diagnóstico, prevenção, interceptação e prognóstico das maloclusões e disfunções neuromusculares;
- planejamento do tratamento e sua execução mediante indicação, aplicação e controle dos aparelhos mecanoterápicos e funcionais, de maneira estética e fisiológica em relação às estruturas faciais;
- inter-relacionamento com outras especialidades afins necessárias ao tratamento integral da face.

ORTOPEDIA FUNCIONAL DOS MAXILARES

A ortopedia funcional dos maxilares é a especialidade que tem como objetivo tratar a maloclusão por meio de recursos terapêuticos que utilizem estímulos funcionais, visando ao equilíbrio morfofuncional do sistema estomatognático e à profilaxia e ao tratamento de distúrbios craniomandibulares. Utilizam-se recursos que provocam estímulos de diversas origens, com base no conceito da funcionalidade dos órgãos.

Áreas de atuação do especialista:

- diagnóstico, prevenção, prognóstico e tratamento das maloclusões por meio de métodos ortopédicos;
- tratamento e planejamento mediante o manejo das forças naturais em relação a crescimento e desenvolvimento, erupção dentária, postura e movimento mandibular, além de posição e movimento da língua;
- inter-relacionamento com outras especialidades afins, necessárias ao tratamento integral dos defeitos da face.

PATOLOGIA BUCAL

A patologia bucal é a especialidade que tem como objetivo o estudo laboratorial das alterações da cavidade bucal e de suas estruturas anexas, visando ao diagnóstico final e ao prognóstico dessas alterações. Para o melhor exercício de sua atividade, o especialista deve se valer de dados clínicos e exames complementares.

As áreas de competência para atuação do especialista em patologia bucal incluem a execução de exames laboratoriais microscópicos, bioquímicos e outros, bem como a interpretação de seus resultados.

PERIODONTIA

A periodontia é a especialidade que tem como objetivos o estudo, o diagnóstico, a prevenção e o tratamento das doenças gengivais e periodontais, visando à promoção e ao restabelecimento da saúde periodontal.

Áreas de atuação do especialista:

- avaliação diagnóstica e planejamento do tratamento;
- controle das causas das doenças gengivais e periodontais;
- controle de sequelas e dos danos das doenças gengivais e periodontais;
- procedimentos preventivos, clínicos e cirúrgicos para regeneração dos tecidos periodontais;
- outros procedimentos necessários à manutenção ou à complementação do tratamento das doenças gengivais e periodontais;
- colocação de implantes e enxertos ósseos.

PRÓTESE BUCOMAXILOFACIAL

A prótese bucomaxilofacial é a especialidade que tem como objetivo a reabilitação anatômica, funcional e estética, por meio de substitutos aloplásticos, de regiões da maxila, da mandíbula e da face ausentes ou defeituosas, como sequelas de cirurgia ou traumatismo, ou em razão de malformações congênitas ou de distúrbios do desenvolvimento.

Áreas de atuação do especialista:

- diagnóstico, prognóstico e planejamento dos procedimentos em prótese bucomaxilofacial;
- confecção, colocação e implantação de prótese bucomaxilofacial;
- confecção de dispositivos auxiliares no tratamento emanoterápico das regiões bucomaxilofaciais;
- manutenção e controle das próteses bucomaxilofaciais.

PRÓTESE DENTÁRIA

A prótese dentária é a especialidade que tem como objetivos o restabelecimento e a manutenção das funções do sistema estomatognático, visando proporcionar conforto, estética e saúde pela recolocação dos dentes destruídos ou perdidos e dos tecidos contíguos.

Áreas de atuação do especialista:

- diagnóstico, prognóstico, tratamento e controle dos distúrbios craniomandibulares e de oclusão, por meio de prótese fixa, prótese removível parcial ou total e prótese sobre implantes;
- atividades de laboratório necessárias à execução dos trabalhos protéticos;
- procedimentos e técnicas de confecção de peças, aparelhos fixos e removíveis parciais e totais, como substituição das perdas de substâncias dentárias e paradentárias.

SAÚDE COLETIVA E DA FAMÍLIA

Esta especialidade tem como objetivo o estudo dos fenômenos que interferem na saúde coletiva e da família, por meio de análise, organização, planejamento, execução e avaliação de sistemas de saúde. Dirige-se a grupos populacionais, com ênfase na promoção de saúde.

Áreas de atuação do especialista:

- análise socioepidemiológica dos problemas de saúde bucal da comunidade;
- elaboração e execução de projetos, programas e sistemas de ação coletiva ou de saúde pública visando à promoção, ao restabelecimento e ao controle da saúde bucal;
- participação em equipe multiprofissional, em nível administrativo e operacional, por meio de organização de serviços, gerenciamento em diferentes setores e níveis de administração, vigilância sanitária, controle das doenças e educação em saúde pública;
- identificação e prevenção das doenças bucais oriundas exclusivamente da atividade laboral.

PRÁTICAS LEGAIS EXERCIDAS PELO CIRURGIÃO-DENTISTA

ANALGESIA RELATIVA OU SEDAÇÃO CONSCIENTE COM ÓXIDO NITROSO: é permitido o uso, desde que o cirurgião-dentista faça um curso com carga horária mínima de 96 horas.[12]

PRÁTICAS INTEGRATIVAS E COMPLEMENTARES À SAÚDE BUCAL (acupuntura, fitoterapia, terapia floral, hipnose, homeopatia e laserterapia): o cirurgião-dentista está habilitado ao exercício dessas práticas após a realização de curso específico com avaliação teórico-prática ao final.[13]

TOXINA BOTULÍNICA E ÁCIDO HIALURÔNICO: a toxina botulínica, em procedimentos odontológicos, é permitida para uso terapêutico e proibida para fins estéticos. A utilização do ácido hialurônico é proibida.[14]

OUTROS PROFISSIONAIS DA ÁREA DA ODONTOLOGIA

A Resolução CFO nº 63[11] estabelece, em seu art. 1º, a obrigação do registro no CFO e a inscrição nos CROs, na jurisdição em que estejam estabelecidos ou exerçam suas atividades, os profissionais TPDs, TSBs, ASBs e APDs. Esses profissionais somente poderão atuar **sob supervisão direta e na presença do cirurgião-dentista**, sob pena de praticar exercício ilegal da profissão de cirurgião-dentista.

Estudantes de odontologia, cirurgiões-dentistas e também outros profissionais da área necessitam conhecer e se manter atentos às leis e às normas que regem o exercício legal da profissão. Caso contrário, podem estar cometendo atos ilícitos e se sujeitar a responsabilidade civil e penal.

3

Responsabilidade profissional e direito do trabalho

Tânia Adas Saliba Rovida
Cléa Adas Saliba Garbin

Responsabilidade vem do grego *respon*, que significa "independência", e do latim *sabili*, que significa "sábio". Trata-se da obrigação de responder pelas próprias ações, e pressupõe que tais ações se apoiam em razões ou motivos.

A **responsabilidade civil** nada mais é do que o dever de uma pessoa de reparar o dano causado a outra, em decorrência de culpa ou dolo no ato que causou o prejuízo a outrem. Essa reparação, em regra, será financeira e obrigará o responsável a reparar monetariamente o ofendido, indenizando-o na proporção da extensão do prejuízo causado. A lesão causada poderá ser de ordem física, psíquica, moral ou mesmo atingir os bens da pessoa lesada.

De acordo com a Constituição da República Federativa do Brasil,[1] todos são iguais perante a lei, sem distinção de qualquer natureza. Garante-se aos brasileiros e aos estrangeiros residentes no País a inviolabilidade do direito à vida, à liberdade, à igualdade, à segurança e à propriedade. É assegurado o direito de resposta proporcional ao dano causado, além da indenização por dano material, moral ou à imagem.

O Código Civil Brasileiro[2] também faz menção à responsabilidade quando afirma: "aquele que, por ação ou omissão voluntária, negligência ou imprudência, violar direito e causar dano a outrem, ainda que exclusivamente moral, comete ato ilícito. Aquele que, por ato ilícito (ato ilegal), causar dano a outrem, fica obrigado a repará-lo". Em regra, a teoria da responsabilidade funda-se no ilícito.

O **ato ilícito**, para o cirurgião-dentista, é aquele praticado culposamente, em desacordo com a norma jurídica; é o que viola direito subjetivo individual, causando prejuízo a outrem, criando o dever de reparar tal lesão. Para que se configure o ilícito, é imprescindível haver um dano oriundo de uma atividade culposa.

OBJETIVOS DE APRENDIZAGEM

- Reconhecer a responsabilidade civil e penal do cirurgião-dentista
- Compreender as diferentes modalidades de culpa atribuíveis a esse profissional
- Conhecer os prazos que o paciente tem para apresentar reclamações
- Identificar os direitos trabalhistas dos profissionais que trabalham junto ao cirurgião-dentista

Dolo

Ocorre quando existe a intenção de causar um dano. É resultante de ação comissiva/intencional.

Culpa

Ocorre quando não há intenção de causar um dano. Trata-se de violação de direito cujo resultado decorreu de negligência, imperícia ou imprudência do agente.

Vale ressaltar que há obrigação de reparar o dano, independentemente de culpa, nos casos especificados em lei, ou quando a atividade normalmente desenvolvida pelo autor do dano implicar, por sua natureza, risco para os direitos de outrem. Portanto, alguém pode ser obrigado à reparação porque violou direito ou causou prejuízo a outra pessoa, dolosa ou culposamente.

CÓDIGO DE DEFESA DO CONSUMIDOR

O cirurgião-dentista se enquadra como **profissional liberal**, por exercer com liberdade e autonomia a sua profissão, decorrente de formação técnica ou superior específica, legalmente reconhecida, formação essa advinda de estudos e de conhecimentos técnicos e científicos. O exercício de sua profissão pode ser dado com ou sem vínculo empregatício específico, mas sempre deve ser regulamentado por organismos fiscalizadores do exercício profissional.

Sendo um profissional liberal e prestador de serviços, o cirurgião-dentista está exposto a **questões éticas**, por meio do Código de Ética Odontológico e demais resoluções, e também a **questões criminais** (Código Penal,[3] Código de Processo Penal,[4] leis penais e outras) e **cíveis** (Código Civil[2] e do Código de Defesa do Consumidor).[5] Logo, como prestador de serviços, o profissional deve ter conhecimento sobre alguns aspectos relevantes do **Código de Defesa do Consumidor**, que trata da responsabilidade profissional.

O art. 14 do Código de Defesa do Consumidor[5] diz que o serviço é defeituoso quando não fornece a segurança que o consumidor pode esperar dele, levando-se em consideração as circunstâncias relevantes (parágrafo 1º), dentre as quais se destacam o modo de seu fornecimento; o resultado e os riscos que razoavelmente dele se esperam; e a época em que foi fornecido.

A simples utilização de novas técnicas para a execução do serviço não o tornará defeituoso (parágrafo 2º do art. 14). Além disso, o cirurgião-dentista não será responsabilizado, segundo o mesmo Código de Defesa do Consumidor[5] (parágrafo 3º do art. 14), quando provar que, tendo prestado o serviço, o defeito inexiste; ou quando a culpa é exclusivamente do consumidor ou de terceiro.

O parágrafo 4º do art. 14 define expressamente que "[...] **a responsabilidade pessoal dos profissionais liberais será apurada mediante a verificação de culpa** [...]".[5] Ou seja, como dito anteriormente, a eventual responsabilidade dos cirurgiões-dentistas será sempre apurada levando-se em conta a presença ou não da culpa no ato lesivo por ele porventura praticado, com a verificação da ocorrência dos seus elementos. Afinal, parte-se do princípio de que o cirurgião-dentista, no exercício da profissão, age sempre sem a intenção de causar danos. No entanto, caso ocorra alguma lesão ao paciente, o cirurgião-dentista responderá pelos seus atos, desde que constatada sua culpa.

MODALIDADES DE CULPA

- São modalidades da culpa a negligência, a imprudência e a imperícia.

A **negligência** pode ser interpretada como a falta de prática de determinada ação considerada necessária ou obrigatória, por imposição técnica ou por segurança, ou mesmo decorrente de imposição legal. Trata-se de desatenção, omissão, falta de diligência (preocupação) na prática ou na realização de um ato.

A **imprudência**, de modo geral, é caracterizada pelo excesso de ação, em momento em que a situação impunha a prática de um ato mais comedido e menos arriscado. É um ato afoito, com falta de atenção.

A **imperícia** decorre da prática de atos por um agente que não detinha conhecimento suficiente para tanto, mostrando-se, assim, inapto para o exercício de determinada ação. Refere-se à inexperiência, à ausência de saber ou de técnica.

Para a configuração da eventual responsabilidade do cirurgião--dentista, devem estar presentes os seguintes requisitos:

- AGENTE – representado pelo próprio cirurgião-dentista.
- ATO PROFISSIONAL – exercício da atividade do prestador de serviços, ou seja, do serviço executado pelo cirurgião-dentista.
- DANO – prejuízos e lesões porventura sofridos pelo paciente.
- CULPA (negligência, imprudência ou imperícia) – apuração das condições em que foi praticado o ato lesivo ao paciente, mais precisamente se o resultado decorreu de culpa do cirurgião--dentista (investigando-se, assim, a presença ou não dos elementos que a caracterizam: negligência, imprudência ou imperícia), ou, excepcionalmente, se o profissional teve a intenção de causar o dano (dolo).
- CAUSA E EFEITO (nexo causal) – averiguação da compatibilidade entre o ato praticado pelo cirurgião-dentista e as alegadas lesões sofridas.

Outro aspecto que merece uma análise, relacionado à responsabilidade profissional do cirurgião-dentista, é a **obrigação assumida no início do tratamento**. Muitas são as situações em que o cirurgião-dentista, no ímpeto de ganhar o paciente, promete um resultado de tratamento que não é possível. Cria-se assim uma expectativa irreal no paciente. Entretanto, entender as expectativas de cada paciente é difícil, já que as emoções e os valores culturais frequentemente são diferentes. Por isso, o cirurgião-dentista deve ter discernimento e bom senso para não deixar que essa expectativa seja o motivo de processos judiciais.

Obrigações de meio

Obrigações não vinculadas a um resultado certo e determinado a ser executado pelo cirurgião-dentista. Não garantem (prometem) o resultado.

Obrigação de resultado

Ações (tratamentos) exigidas com a efetiva produção do resultado, que sempre é certo e determinado.

O tratamento odontológico não é como matemática, não é exato. Existem muitas variáveis que podem interferir no resultado do tratamento. Além disso, deve-se levar em consideração que o ser humano é complexo; portanto, é importante ter cuidado com o oferecimento de um tratamento infalível que resolverá todos os problemas.

Entendemos que a responsabilidade do cirurgião-dentista, no exercício de sua profissão, é considerada obrigação de meio. Cada caso deve ser analisado isoladamente porque não há previsibilidade de resultados, os quais dependerão da resposta biológica e da colaboração do paciente, entre outras variáveis.

PRAZOS PARA RECLAMAÇÕES

De acordo com o Código de Defesa do Consumidor,[5] art. 26, o paciente que se sentir lesado tem o direito de apresentar sua reclamação, caso os vícios sejam aparentes ou de fácil constatação (lesões que podem ser vistas pelo próprio paciente ou por terceiros sem a necessidade de utilização de técnicas ou exames mais apurados), nos seguintes prazos:

- 30 dias, tratando-se de fornecimento de serviço e de produtos não duráveis (em regra, produtos descartáveis ou de pouca ou quase nenhuma durabilidade);
- 90 dias, tratando-se de fornecimento de serviço e de produtos duráveis (em regra, produtos de maior durabilidade no tempo e destinados ao uso mais prolongado).

A contagem desses prazos tem início **a partir do momento em que o tratamento foi finalizado**, ou, segundo os termos da lei, "[...] a partir da entrega efetiva do produto ou do término da execução dos serviços [...]"[5] (parágrafo 1º). Contudo, esse prazo pode ter a sua contagem interrompida se o paciente apresentar ao cirurgião-dentista uma reclamação escrita, mediante recibo, e essa interrupção perdurará enquanto o profissional não der uma resposta, também escrita, à reclamação (parágrafo 2º, inciso I).

Se o caso for levado à Polícia Civil e houver a instauração de um inquérito policial para apuração dos fatos, esses prazos também serão considerados interrompidos até a conclusão dos trabalhos. O paciente poderá esperar a apuração policial do ocorrido, a coleta de todas as provas e a conclusão do inquérito policial, para só então se preocupar com os prazos legais para a propositura de ação de natureza civil contra o cirurgião-dentista.

Há lesões, entretanto, que são de **difícil constatação**, denominadas pela lei de "vícios ocultos", ou seja, aqueles casos que não podem ser reconhecidos a olho nu, ou mesmo sentidos facilmente pelo paciente. Nesses casos, diante da evidente dificuldade gerada ao paciente, para a ciência e certeza de que foi lesado, a contagem dos prazos definidos pelo Código de Defesa do Consumidor tem início apenas quando o defeito ficar evidenciado, quando não houver nenhuma dúvida de que o paciente foi vítima de um ato ilegal e prejudicial a ele (parágrafo 3º).

Se os problemas e os prejuízos sofridos pelo paciente não decorrerem do serviço executado pelo cirurgião-dentista, mas sim dos materiais utilizados por ele, o Código de Defesa do Consumidor garante o prazo de 5 anos para eventuais reclamações, contados a partir do conhecimento do dano e de sua autoria (art. 27).

Conforme o CDC, **de acordo com a natureza do vício no serviço**, os prazos a serem observados para a reclamação de eventuais direitos são os seguintes:

- 30 dias em casos de vício aparente (aquele de fácil constatação), contados a partir do término do serviço;
- 90 dias em casos de vício oculto (aquele perceptível por meio de esforço maior), contados a partir da verificação do defeito;
- 5 anos na hipótese de dano por fato do produto (danos ocasionados pelos vícios no serviço).

RESPONSABILIDADE PENAL

Responsabilidade penal é o dever jurídico de responder pela ação delituosa que recai sobre o agente imputável.

O **ilícito penal** é praticado pelo indivíduo que, por ação ou omissão culpável, viola direito (antijuridicidade) tipificado em lei, ou seja, o agente que pratica a violação está sujeito à responsabilização penal por ter violado um tipo penal específico previsto no Código Penal ou em outras leis de crimes específicos (p. ex., Lei nº 11.343[6]).

Ao cometer um delito (crime), um indivíduo considerado responsável será submetido a uma **pena**. Aos inimputáveis (indivíduos que não podem ser punidos em virtude de idade ou de condição mental ou social), será aplicada uma medida de segurança, isto é, uma "[...] providência substitutiva ou complementar da pena, sem caráter de perda de sua liberdade, mas apenas de índole assistencial, preventiva e recuperatória, e que representa certas restrições pessoais e patrimoniais [...]".[6]

Para que alguém seja responsável penalmente por determinado delito, são necessárias três condições básicas:

- ter praticado o delito;
- ter tido, à época, entendimento do caráter criminoso da ação;
- ter sido livre para escolher entre praticar e não praticar a ação.

O cirurgião-dentista, no exercício da profissão, além da responsabilidade civil, pode ser acionado, conjuntamente, pela prática de **ato tipificado como crime**. Assim, pode ter de arcar com a reparação financeira e ter de cumprir uma pena, ainda que alternativa.

DIREITO DO TRABALHO

O cirurgião-dentista, no seu ambiente profissional, pode ter problemas trabalhistas. Segundo Cassar[7], o direito do trabalho é:

> um sistema jurídico permeado por institutos, valores, regras e princípios dirigidos a trabalhadores subordinados e assemelhados, empregadores, empresas coligadas, tomadores de serviço, para tutela do contrato mínimo de trabalho, das obrigações decorrentes das relações de trabalho, das medidas que visam à proteção da sociedade trabalhadora, sempre norteadas pelos princípios constitucionais, principalmente o da dignidade da pessoa humana. Também é recheado de normas destinadas a sindicatos e associações representativas; à atenuação e forma de solução dos conflitos individuais, coletivos e difusos, existentes entre capital e trabalho; à estabilização da economia social e à melhoria da condição social de todos os relacionados.

O Direito do Trabalho é o ramo do direito, portanto, que visa à regulação das relações mantidas entre empregados e empregadores, servindo de base às negociações realizadas entre eles, à forma como o contrato é executado e às condições mínimas que cada um dos contratantes deve respeitar (direitos e deveres).

Quando um cirurgião-dentista contrata um funcionário, é recomendável que ele assine com este empregado um contrato de trabalho, com duração máxima de 90 dias de experiência, que pode ser dividido em até dois períodos (30/60 dias, 60/30 dias ou 45/45 dias), cujo modelo é apresentado na Figura 2.1.

A **carteira de trabalho** é um documento obrigatório em qualquer tipo de contratação, seja por experiência, por tempo determinado ou para o trabalho temporário. Sua anotação não é exigida apenas nos casos em que o trabalhador presta serviços de natureza autônoma ou eventual (art. 13 da CLT).[8]

O prazo para anotação da carteira de trabalho é de **48 horas a partir da data de admissão**. O cirurgião-dentista deve anotar a função, a data de contratação e a forma de pagamento do salário (art. 29 da CLT).[8]

CONTRATO DE TRABALHO A TÍTULO DE EXPERIÊNCIA

Por este instrumento particular firmado entre as partes, de um lado, Sr(a)._____, brasileiro(a), portador(a) da CTPS nº _____, residente e domiciliado a _____, de agora em diante designado(a) EMPREGADO(A), e, de outro lado, Sr(a). _____, brasileiro(a), residente e domiciliado(a) a _____, a partir de então denominado(a) EMPREGADOR(A), ajustam o seguinte:

1 – O(A) EMPREGADOR(A) admite o(a) EMPREGADO(A) para exercer as funções de _____, mediante o pagamento de salário mensal de R$_____.

2 – O presente contrato de trabalho tem início em _____, com duração predeterminada de _____ dias, encerrando-se, assim, na data de _____.

3 – O horário de trabalho será das _____ às _____, com intervalo para alimentação e descanso entre _____ e _____, de _____ a _____, e aos _____, das _____ às _____, com folgas aos _____.

4 – O presente contrato de trabalho poderá ser prorrogado uma única vez (art. 451, da CLT), desde que não violado o prazo máximo de 90 (noventa) dias, conforme determina o parágrafo único do art. 445 da CLT.

5 – O presente contrato será convertido automaticamente em contrato por tempo indeterminado, com a manutenção integral de suas cláusulas, se continuada a prestação de serviços após os prazos e datas aqui estabelecidos.

6 – Aplicam-se a este contrato todas as disposições contidas nos arts. 479 e 480, ambos da CLT, no que se refere a eventual rescisão antecipada por quaisquer das partes. Nada mais.

E por estarem de pleno acordo, assinam as partes.

_____, _____ de _____ de _____.

_____   _____
EMPREGADO(A)   EMPREGADOR(A)

TERMO DE PRORROGAÇÃO

As partes convencionam expressamente a prorrogação do presente contrato de trabalho a título de experiência, por mais _____ dias, a partir de _____, prorrogando-se o seu vencimento para _____.

E por estarem de pleno acordo, assinam as partes a presente prorrogação.

_____, _____ de _____ de _____.

_____   _____
EMPREGADO(A)   EMPREGADOR(A)

Figura 3.1 – Modelo de contrato de trabalho a título de experiência.

LEMBRETE

A anotação da carteira de trabalho é obrigatória e indispensável, exceto nos casos de serviços autônomos ou eventuais. O registro deve ser feito até 48 horas após a admissão; caso contrário, o cirurgião-dentista corre o risco de ser multado.

O período máximo do contrato de experiência é de 90 dias, que pode ser dividido em até dois períodos (30/60 dias, 60/30 dias ou 45/45 dias).

A falta de anotação da carteira de trabalho pode acarretar a aplicação de multas pelo fiscal do trabalho. É importante esclarecer, ainda, que é proibida qualquer anotação desabonadora do empregado em sua carteira de trabalho, como, por exemplo, faltas, atrasos ou punições (parágrafos 3º e 4º do art. 29 da CLT).[8]

SALÁRIOS

A Constituição da República Federativa do Brasil,[1] no art. 7º, inciso IV, estabelece o **salário mínimo nacional**, fixado em lei e destinado a "[...] atender às necessidades vitais básicas dos empregados e de sua família com moradia, alimentação, educação, saúde, lazer, vestuário, higiene, transporte e previdência social, com reajustes periódicos que lhe preservem o poder aquisitivo, sendo vedada sua vinculação para qualquer fim [...]".

Trata-se, então, da menor remuneração que se pode pagar a todo e qualquer empregado, no âmbito nacional, sendo vedada sua vinculação para qualquer finalidade e garantida sua revisão periódica, como forma de preservar seu poder aquisitivo.

A Constituição da Rapública Federativa do Brasil[1] definiu, também, o "[...] piso salarial proporcional à extensão e à complexidade do trabalho [...]" (inciso V, art. 7º); e a lei complementar nº 103, de 14 de julho de 2000, por seu turno, estabeleceu, em seu art. 1º, que:

> Art. 1º - Os Estados e o Distrito Federal ficam autorizados a instituir, mediante lei de iniciativa do Poder Executivo, o piso salarial de que trata o inciso V do art. 7º da Constituição Federal para os empregados que não tenham piso salarial definido em lei federal, convenção ou acordo coletivo de trabalho.

O **salário mínimo nacional** é fixado pelo Governo Federal, por meio de lei, anualmente. A partir de 1º de janeiro de 2013, o valor estabelecido é de R$ 678,00, conforme Lei nº 12.382,[9] e Decreto nº 7.872.[10]

O **salário mínimo estadual** é aquele definido em lei editada pelos governos estaduais ou pelo Distrito Federal. No Estado de São Paulo, para o ano de 2013, foram definidas três faixas salariais (R$ 755,00, R$ 765,00 e R$ 775,00), conforme Lei Estadual nº 14.945.[11]

O **salário mínimo profissional** é aquele definido em lei federal exclusivamente para determinadas profissões, por suas especificidades, sobrepondo-se aos demais pisos salariais, exceto se estes forem mais benéficos. É o caso, por exemplo, do salário profissional dos médicos e cirurgiões-dentistas, cujo mínimo é estabelecido pela Lei nº 3.999,[12] em valor equivalente a três salários mínimos da região em que o profissional presta serviços (art. 5º).

Há, ainda, o **salário mínimo normativo**, que é aquele estabelecido em convenções ou acordos coletivos, por meio de negociações entre sindicatos e empresas e que abrangem exclusivamente os trabalhadores pertencentes às categorias profissionais ali representadas, como é o caso, por exemplo, dos metalúrgicos ou dos bancários.

A Resolução CFO nº 85,[13] em deliberação do Plenário, em reunião realizada em 30 de janeiro de 2009, definiu uma mudança na denominação dos seguintes profissionais: técnico de higiene dental (THD) e auxiliar de consultório dentário (ACD) passaram a ser denominados, respectivamente, **técnico em saúde bucal (TSB)** e **auxiliar de saúde bucal (ASB)**. Os salários desses profissionais registrados no CRO e no CFO por um período de 44 horas semanais são os seguintes:

- ASB – R$ 966,00 + cesta básica correspondente ao valor de R$ 80,00
- TSB– R$ 1.124,00 + cesta básica correspondente ao valor de R$ 80,00

> **ATENÇÃO**
>
> Na contratação de empregados, o cirurgião-dentista deve verificar o valor dos salários mínimos nacional, estadual, profissional e daquele porventura previsto em convenção ou acordo coletivo, pagando sempre o salário de maior valor.

FÉRIAS E TERÇO CONSTITUCIONAL

A própria Constituição da República Federativa do Brasil[1] define que todo empregado tem direito ao gozo de férias anuais remuneradas, no valor pelo menos um terço mais alto do que o salário normal (inciso XVII, art. 7º).

A forma de apuração e de cálculo desse direito é disciplinada pela CLT[8] nos arts. 129 a 148. Somente com base nesses dispositivos é possível calcular se o empregado tem ou não direito às férias, mesmo quando houver a rescisão do contrato de trabalho, e em que proporção.

O art. 130 da CLT[8] define o chamado **período aquisitivo das férias**, que se inicia na data de admissão do empregado e se encerra 12 meses depois. A concessão das férias pelo empregador deve ocorrer de uma única vez, nos 12 meses seguintes à data de admissão do empregado, quando ele, então, adquiriu o direito às férias (período aquisitivo).

A concessão das férias deve ser comunicada por escrito ao empregado, com antecedência mínima de 30 dias. As férias devem ser concedidas à época que for melhor ao empregador. Os membros de uma mesma família que trabalharem no mesmo estabelecimento ou empresa têm direito a gozar férias juntos, se assim o desejarem **e se disso não resultar prejuízo para o serviço** (art. 136).[8]

A lei[8] define que o empregado deve receber, durante as férias, o salário que lhe for devido na data do descanso das férias (art. 142), acrescido de um terço (inciso XVII do art. 7º), ou seja, o salário do mês que seria trabalhado mais um terço (e não um segundo salário). O pagamento das férias deve ser efetuado no máximo até 2 dias antes do início do respectivo período de descanso (art. 145).

EXEMPLO:

- Admissão: 02/03/2011
- Período aquisitivo: de 02/03/2011 a 02/03/2012 (12 meses trabalhados)
- Período concessivo: de 02/03/2012 a 02/03/2013 (12 meses seguintes).

DÉCIMO TERCEIRO SALÁRIO

LEMBRETE

O trabalho igual ou superior a 15 dias em cada mês equivale ao trabalho integral mensal, garantindo o direito ao recebimento da proporção de 1/12.

O décimo terceiro salário é definido pelas Leis nº 4.090,[14] e nº 4.749.[15] A primeira delas determina, em seu art. 1º, que, no mês de dezembro de cada ano, a todo empregado será paga, pelo empregador, uma gratificação salarial, correspondente a 1/12 do que ele ganha mensalmente, a qual será calculada levando-se em conta a quantidade de meses trabalhados durante o ano (parágrafo 1º).

Entre os meses de fevereiro e novembro de cada ano, o empregador deve pagar, como adiantamento de décimo terceiro salário, de uma só vez, metade do salário recebido pelo respectivo empregado no mês anterior (primeira parcela). O décimo terceiro salário será pago, de maneira integral, então, até o dia 20 de dezembro de cada ano (segunda parcela), compensada a importância que, a título de adiantamento (primeira parcela), o empregado já tiver recebido.[15]

EXEMPLO:

Admissão: 02/03/2011 – adquiriu direito ao primeiro 1/12 avos de décimo terceiro salário em 16/03/2011, ao segundo 1/12 avos em 16/04/2011, e assim sucessivamente, após ter trabalhado 15 dias ou mais em cada mês. No final do ano de 2011, se esse mesmo empregado trabalhar mais de 15 dias em cada um dos meses depois de sua admissão, terá direito a 10/12 de décimo terceiro salário. O pagamento, como dito anteriormente, será feito na época própria, e não mês a mês.

FUNDO DE GARANTIA DO TEMPO DE SERVIÇO

A Lei nº 8.036,[16] trata especificamente das normas relativas ao fundo de garantia do tempo de serviço. Fixa, entre outras coisas, a forma de cálculo e a data de recolhimento dos depósitos a serem efetuados na conta vinculada dos empregados.

O art. 15 dessa lei determina que "todos os empregadores ficam obrigados a depositar, até o dia 7 (sete) de cada mês, em conta bancária vinculada, a importância correspondente a 8 (oito) por cento da remuneração paga ou devida, no mês anterior, a cada trabalhador, incluídas na remuneração as parcelas de que tratam os arts. 457 e 458 da CLT[8] e a gratificação de Natal a que se refere a Lei nº 4.090,[14] com as modificações da Lei nº 4.749"[15].

Assim, o fundo de garantia será calculado, por exemplo, sobre o salário, acrescido de horas extras, adicional noturno, férias, décimo terceiro salário, enfim, todas as parcelas salariais recebidas pelo empregado, mas não incidirá sobre vale-transporte, auxílio-doença ou outros títulos especificados no art. 9º da Lei nº 8.212.[17]

EXEMPLO:

- Salário: R$ 690,00
- Hora extra: R$ 100,00
- Vale-transporte: R$ 60,00
- Total: R$ 850,00
- Base de cálculo do fundo de garantia: salário + hora extra (R$ 790,00)
- Total de fundo de garantia (8%): R$ 63,20

VALE-TRANSPORTE

A Lei nº 7.418/1985 instituiu o vale-transporte, que "o empregador, pessoa física ou jurídica, antecipará ao empregado para utilização efetiva em despesas de deslocamento residência-trabalho e vice-versa, através do sistema de transporte coletivo público" (art. 1º).

O empregador arcará com os custos apenas do que exceder 6% do salário-base do empregado, a título de ajuda de custo, descontando do empregado a sua parcela correspondente (art. 4º, parágrafo único). Ou seja, o empregado pagará o equivalente a 6% do seu salário-base, mediante desconto direto em seu recibo, e o empregador custeará o que, porventura, exceder esse percentual, a título de ajuda de custo, para fazer frente à aquisição do benefício.

EXEMPLO:

- Salário-base: R$ 690,00
- Custo do empregado com condução: R$ 1,50 em cada trajeto, ou R$ 3,00 por dia
- Trabalho regular de segunda a sexta-feira (5 dias por semana): R$ 15,00 por semana, ou R$ 60,00 por mês
- Parte de responsabilidade do empregado: R$ 41,40 (ou seja, até 6% do salário-base)
- Parte de responsabilidade do empregador: R$ 18,60 (ou seja, o que exceder 6% do salário-base).

ATENÇÃO

O cirurgião-dentista deve estar atento para exercer sua profissão respeitando as regras previstas em lei, adotando as medidas de prevenção e de conhecimento necessárias à preservação de sua atividade e da integridade de seu paciente.

MODELO DE DECLARAÇÃO DE VALE-TRANSPORTE

VALE-TRANSPORTE – DECLARAÇÃO/TERMO DE COMPROMISSO

Empregador: _____

Endereço: _____

Cidade: _____ Estado: _____ CEP: _____

Dados do(a) funcionário(a)

Nome: _____ CTPS nº _____

Endereço: _____

Cidade: _____ Estado: _____ CEP: _____

ESCLARECIMENTOS LEGAIS

1) O vale-transporte será pago pelo(a) beneficiário(a) até o limite de 6% (seis por cento) de seu salário (excluídos quaisquer adicionais ou vantagens) e pelo(a) empregador(a), no que exceder.

2) No caso em que o valor total dos vales recebidos for inferior a 6% (seis por cento) do salário, o(a) empregado(a) poderá optar pelo recebimento antecipado do vale-transporte, cujo valor será integralmente descontado por ocasião do pagamento do respectivo salário.

3) Não é permitido substituir o fornecimento do vale-transporte por antecipação em dinheiro ou qualquer outra forma de pagamento, salvo no caso de falta ou insuficiência do vale-transporte.

DECLARAÇÃO E TERMO DE COMPROMISSO

Declaro, para efeito do benefício do vale-transporte, que:

a) Opção pelo benefício: ( ) opto pela utilização do vale-transporte, ou ( ) opto pela não utilização do vale-transporte.

b) Os meios de transporte utilizados no trajeto casa-trabalho e vice-versa são os seguintes: ( ) ônibus ( ) metrô ( ) trem ( ) outros: _____, no perímetro: ( ) municipal ( ) intermunicipal ( ) interestadual

c) Utilizo diariamente _____ conduções, sendo: _____ _____, o que importa no valor diário de R$ _____.

Comprometo-me a atualizar as informações acima, sempre que ocorrerem alterações, e a utilizar os vales-transportes que me forem concedidos exclusivamente no percurso residência-trabalho e vice-versa. Autorizo o(a) empregador(a) a descontar mensalmente do meu salário até o limite de 6% (seis por cento) de minha responsabilidade, nos termos da lei, valor destinado a cobrir parte dos vales-transportes por mim utilizados.

_____, ____ de _____ de ____.

_____   _____
EMPREGADO(A)   EMPREGADOR(A)

Figura 3.2 – Modelo de declaração de vale-transporte.

O novo código de ética profissional

Cléa Adas Saliba Garbin
Wanilda Maria Meira Costa Borghi

O homem, social por natureza, necessita interagir com seu semelhante. No entanto, só conseguirá ser plenamente realizado se cada indivíduo tiver consciência de seus direitos e obrigações. Pode-se afirmar, então, que o convívio, ainda que profissional, só é possível com base em regras jurídicas, códigos, normas de conduta social que, se desrespeitados, implicarão as penalidades impostas pelo Estado.

Nesse contexto, é possível dizer que **código** é uma coleção de leis sobre qualquer matéria (p. ex., o código penal). É também um conjunto de normas de comportamento (p. ex., código de conduta). No caso da odontologia, o instrumento que dita as normas de conduta ética é chamado **Código de Ética Odontológica (CEO)**.[1]

Quando surgiu o primeiro CEO, em 1957,[1] ainda não existiam o CFO e os CROs, porque a Lei que os instituiu (nº 4.324) é de 14 de abril de 1964.[2] Este CEO era visto como um "acordo de cavalheiros" e vigorou por 7 anos. Desde 1971, quando o CFO aprovou um CEO pela primeira vez, sempre que há necessidade de adequá-lo às evoluções socioculturais do País, o CFO aprova essas mudanças por meio de suas resoluções que, automaticamente, revogam o CEO anterior, ou a parte dele que sofreu alteração.

Desse modo, o CFO, por intermédio da Resolução nº 118,[3] aprovou o **Novo CEO**,[1] que entrou em vigor em 1º de janeiro de 2013. O Novo CEO tem 60 artigos distribuídos em 19 capítulos, o que significa um aumento de 12 artigos e seis capítulos em relação ao CEO que foi revogado.

O novo CEO contempla os seguintes termos:

- direitos e deveres do cirurgião-dentista;
- aspectos do relacionamento com o paciente, com a equipe de saúde ou com outras entidades do âmbito da odontologia;
- cuidados com os documentos odontológicos, e porquê;

OBJETIVOS DE APRENDIZAGEM

- Conhecer o novo Código de Ética Odontológica
- Identificar os direitos e deveres do profissional

> **ATENÇÃO**
> Se o cirurgião-dentista desobedecer ao CEO, pode ser punido por infração ética.

- sigilo profissional;
- doação de órgãos;
- área de atuação, hospitalar ou clínica, quer como especialista, clínico geral, perito, auditor, mestre ou responsável técnico;
- honorários;
- como fazer propaganda com ética;
- como participar de entrevistas, de pesquisas e de publicações científicas.

O primeiro capítulo do CEO[1] esclarece o que é a odontologia, qual é o seu objetivo e quem são os profissionais que devem obediência ao CEO: "A odontologia é uma profissão que se exerce em benefício da saúde do ser humano, da coletividade e do meio ambiente, sem discriminação de qualquer forma ou pretexto [...]", e "O objetivo de toda a atenção odontológica é a saúde do ser humano [...]".

Todos os profissionais inscritos nos conselhos de odontologia devem obediência ao CEO, segundo suas atribuições específicas: o **cirurgião-dentista**; os **profissionais técnicos e auxiliares** – técnico em saúde bucal (TSB), auxiliar em saúde bucal (ASB), técnico em prótese dental (TPD) e auxiliar em prótese dental (APD); e as **pessoas jurídicas** que exercem atividades na área da odontologia, em âmbito público e/ou privado.

DIREITOS E DEVERES FUNDAMENTAIS

A palavra "direito" significa aquilo que é reto, correto ou justo. O direito é uma necessidade e também um privilégio. A cada direito corresponde um dever de outra pessoa, ou do próprio Estado, pois, para que um direito se torne obrigação, é preciso que existam leis.

Quando o CEO[1] trata dos direitos e deveres, faz verdadeira reverência à dignidade tanto do cirurgião-dentista e de seus auxiliares quanto à do paciente, pois a dignidade é o fundamento do agir ético. E, quando o CEO[1] determina ao cirurgião-dentista "zelar pela saúde e pela dignidade do paciente", refere-se, também, à dignidade emocional, daí a importância de se manter o paciente muito bem informado quanto a tudo que lhe diz respeito. Essa informação é fundamental para que o paciente não seja privado do direito de escolher adequadamente o tratamento a que será submetido e para que o seu consentimento seja realmente livre e esclarecido.

Segundo o CEO,[1] "[...] constituem direitos fundamentais dos profissionais inscritos, segundo suas atribuições específicas, diagnosticar, planejar e executar tratamentos, com liberdade de convicção, nos limites de suas atribuições, observados o estado atual da ciência e sua dignidade profissional [...]".

> ## SAIBA MAIS
>
> **Liberal e autônomo**
>
> Autônomo é o profissional proprietário de seu próprio negócio: trabalha por conta própria, sem vínculo empregatício. Liberal é o profissional de nível superior (advocacia, medicina, ensino, etc.) ou técnico que, na maioria das vezes, não possui vínculo empregatício ou vinculação hierárquica.
> O profissional liberal tem registro em uma ordem ou conselho profissional e é o único que pode exercer determinada atividade, o que o deixa com uma responsabilidade maior pelo produto de seu trabalho. Age de acordo com sua certeza interior, sendo autônomo, empregado, ou ambos. Portanto, o cirurgião-dentista nunca deixa de ser liberal, independentemente de ser empregado ou autônomo.

Quando o CEO[1] faz menção aos limites das atribuições do profissional, está restringindo o direito de ação de cada categoria profissional conforme suas leis específicas. Porém, dentre todos os profissionais associados, apenas o cirurgião-dentista pode diagnosticar, planejar e executar tratamentos odontológicos.

O cirurgião-dentista tem competência, inclusive, para internar e assistir pacientes em hospitais públicos e privados. Além disso, em 2004, recebeu, do Ministério da Saúde, o direito de assinar a autorização de internação hospitalar (AIH); entretanto, mesmo em ambiente hospitalar, para não infringir a ética, o cirurgião-dentista deve respeitar os limites da odontologia ao executar intervenção cirúrgica, e jamais deve afastar-se de suas atividades profissionais sem, antes, deixar um substituto para atender seus pacientes internados ou em estado grave.

O CEO[1] faz a ressalva de se observar "o estado atual da ciência". Isso significa que o cirurgião-dentista e os demais profissionais inscritos no CRO têm o **direito** de atualizar-se, pois a odontologia, sendo ciência, muda a todo instante; e isso também se torna um **dever**: o CEO detalha, no terceiro capítulo, que as áreas profissionais, técnico-científicas e culturais deverão estar atualizadas, pois esse conhecimento é necessário para que o desempenho do exercício profissional seja pleno.

Quanto ao desdobramento a respeito da "liberdade de convicção", quer dizer que o cirurgião-dentista tem o direito de agir com certeza íntima, ou seja, tem o direito de ser liberal.

RELAÇÃO COM O PACIENTE

Com respeito à relação entre paciente e profissional, a prática odontológica deve ser encarada como um **processo de reconhecimento da dignidade** do paciente. Este deve, de fato, ser acolhido e respeitado,

QUADRO 4.1 – Exemplos de infrações éticas na relação entre cirurgião-dentista e paciente

Exagerar no diagnóstico, prognóstico ou terapêutica; deixar de esclarecer propósitos, riscos, custos e alternativas de tratamento.

Executar ou propor tratamento desnecessário ou para o qual não esteja capacitado.

Desrespeitar o paciente.

Utilizar técnicas sem comprovação científica.

Delegar a técnicos ou auxiliares funções exclusivas do cirurgião-dentista.

Propor tratamento fora do âmbito da odontologia.

Negar-se a prestar esclarecimentos ou relatórios, quando solicitados pelo paciente ou seu representante legal.

Iniciar o procedimento sem o consentimento prévio do paciente, exceto nos casos de urgência e emergência.

> **ATENÇÃO**
> A emergência, rara em odontologia, necessita de tratamento imediato, pois há risco de morte.

para que, ao dar seu consentimento para tratamento, possa encará-lo não como um simples formulário, mas como um conjunto de atos e fatos dentro desse processo. Além do mais, o CEO[1] enaltece a relação entre paciente e profissional distinguindo-a de todas as demais, sobretudo das atividades mercantilistas.

Na relação entre cirurgião-dentista e paciente, o profissional pode incorrer em algumas **infrações éticas**. O Quadro 4.1 apresenta alguns exemplos desse tipo de conduta.

RELAÇÃO COM A EQUIPE DE SAÚDE

Quanto ao relacionamento do cirurgião-dentista com a equipe de saúde, a regra é manter o respeito, a lealdade e a colaboração técnico-científica para com os colegas. Senão, o cirurgião-dentista cometerá infração ética, podendo vir a ser penalizado por isso. As maiores desobediências à ética, nesse quesito, são as seguintes:

- explorar ou pagar mal nas relações de trabalho;
- ser conivente com infrações éticas ou com o exercício ilegal da odontologia;
- delegar funções e competências a profissionais ou empresas sem habilitação legal (não inscritos no CRO);
- ceder consultório ou laboratório sem respeitar as normas éticas;
- criticar erros de colega ausente;
- negar ajuda de emergência ao colega ou negar-se a tratar os dentes do colega;
- agenciar, aliciar ou desviar paciente de colega, de instituição pública ou privada, e praticar ou permitir que se pratique concorrência desleal.

O cirurgião-dentista e todos que exercem atividades odontológicas (técnicos, auxiliares e pessoas jurídicas) não só devem obediência ao CEO,[1] como também têm o **dever de comunicar ao CRO os casos de desobediência** de que tiverem conhecimento e ainda os casos de exercício ilegal da odontologia. Por isso, têm por obrigação não assumir vínculo de nenhuma forma com empresas em situação ilegal, irregular ou inidônea, quer seja como empregados, credenciados ou cooperados.

Se o profissional, como empregado, notar que a instituição onde trabalha apresenta falhas indignas para o exercício da profissão ou prejudiciais ao paciente, deve informar aos órgãos competentes. Ademais, todos os inscritos no CEO,[1] inclusive o cirurgião-dentista, têm o dever de manter em dia tanto as mensalidades quanto os dados de cadastro no CRO.

O cirurgião-dentista não pode associar a imagem da odontologia a fins meramente lucrativos. Além disso, tem o dever de zelar pela harmonia da classe, pelo bom conceito da profissão e por seu desempenho ético, mesmo quando na função de responsável técnico, pois este tem por dever primar pela fiel aplicação do CEO[1] à pessoa jurídica para quem trabalha.

LEMBRETE

A ética deve estar presente em todos os relacionamentos profissionais, seja com paciente, equipe, colega ou chefe.

DOCUMENTAÇÃO ODONTOLÓGICA

Quanto à documentação odontológica, o novo CEO[1] obriga o profissional da odontologia a elaborar e conservar seus prontuários, inclusive digitais, de forma legível e atualizada, mantendo os dados clínicos necessários para a boa condução do caso.

O prontuário deve ser preenchido em cada avaliação, "[...] em ordem cronológica, com data, nome, assinatura e númerode registro do cirurgião-dentista no CRO [...]",[1] caso ele trabalhe com outros profissionais, para que seja bem especificado o atendimento de cada um.

Dentre as **infrações éticas** relacionadas à documentação odontológica, o CEO[1] ressalta:

- negar o acesso do paciente ao prontuário;
- emitir documentação inverídica;
- comercializar atestados, recibos ou prescrições medicamentosas;
- emitir documentos com letra ilegível ou assinados em branco;
- utilizar formulários de instituição pública para encaminhamentos ou atestados de sua clínica privada.

Por força do **sigilo profissional**, deverão ser sempre resguardadas todas as informações contidas no prontuário, que alcança não apenas o profissional, mas toda sua equipe. No entanto, se o paciente desejar, o profissional tem o dever de garantir-lhe o direito do acesso ao prontuário. Este pode entregar ao paciente uma cópia do documento, mediante recibo, uma vez que, por direito, o prontuário pertence ao paciente, mas **a guarda do prontuário é responsabilidade do profissional**.

Conforme o novo CEO,[1] quando o cirurgião-dentista mandar seus trabalhos para o laboratório de prótese, deve enviar, juntamente, uma ficha específica e assinada por ele, contendo todas as informações, por escrito, sobre o trabalho em questão: cor do dente, material que deve ser utilizado na confecção da peça protética, além de alguma observação peculiar, como, por exemplo, mordida profunda. Assim, ganha-se tempo e evitam-se erros.

LEMBRETE

O cirurgião-dentista organizado mantém cópia de todas as fichas encaminhadas para os técnicos em prótese.

Os técnicos em próteses, por sua vez, têm o dever de anotar os procedimentos efetuados em arquivo próprio, assim como é dever dos cirurgiões-dentistas. Essa atitude dos protéticos também pode ter utilidade legal.

SIGILO PROFISSIONAL

Uma outra matéria constante no CEO[1] é o sigilo profissional.

Sigilo é o meio utilizado para manter um fato no desconhecimento. Esse fato é o segredo.

ATENÇÃO

Sigilo profissional é um **direito** e também um **dever** do cirurgião-dentista, mas a preocupação em manter o sigilo não pode ser levada ao extremo de prejudicar o paciente.

Segredo profissional são aquelas informações que o paciente confidencia ao profissional, aquelas percebidas no decorrer do tratamento e, ainda, aquelas descobertas e que o paciente não tem intenção de informar. O segredo profissional é milenar, pois consta no juramento de Hipócrates: "[...] O que, no exercício ou fora do exercício, e no comércio da vida, eu vir ou ouvir, que não seja necessário revelar, conservarei como segredo [...]".[1]

Constitui **infração ética a quebra do sigilo profissional sem justa causa**. No entanto, quando é configurada a justa causa, o cirurgião-dentista tem liberdade e até obrigação de quebrar o sigilo. São situações em que a justiça conta com a colaboração do cirurgião-dentista:

- casos de doenças de notificação compulsória;
- quando o cirurgião-dentista tiver de agir como perito, ou em legítima defesa;
- quando houver necessidade de revelar o segredo à pessoa responsável pelo paciente.

Sigilo profissional é um **direito** do cirurgião-dentista,[4] se sua convicção íntima assim o decidir, mesmo quando solicitado a colaborar com a justiça. Isso se explica porque a requisição judicial, por si só, não é justa causa e não há lei que a respalde. Contudo, quando a presença do cirurgião-dentista for solicitada judicialmente, ele precisa comparecer e, nesse caso, esclarecer que está impedido de quebrar o sigilo por ter tido conhecimento do fato no exercício da profissão. Essa fidelidade é fundamental para o êxito do tratamento, e é necessário que o profissional se faça cada vez mais merecedor da confiança do paciente. Até mesmo o CEO[1] aconselha ao cirurgião-dentista "resguardar sempre a privacidade do paciente".

Em caso de **doenças de notificação compulsória**, ou seja, doenças de aviso obrigatório às autoridades sanitárias por poderem causar surtos e epidemias, o segredo profissional deve ser rompido, em obediência tanto ao CEO[1] quanto ao Código Penal Brasileiro (art. 269).[5]

Também os profissionais dos estabelecimentos de atenção à saúde da criança ou adolescente têm o dever de comunicar ao **Conselho Tutelar** os casos confirmados ou suspeitos de maus tratos, pois o segredo pode ser sacrificado caso haja reais possibilidades de dano a outrem, inclusive ao próprio paciente.[6] Contudo, pacientes adolescentes com maioridade sanitária, isto é, com competência para tomar as próprias decisões, têm o direito de confiar suas informações aos profissionais de saúde, na certeza de que estas serão mantidas em sigilo.

As seguintes situações **não constituem quebra de sigilo**:

- declinação do tratamento odontológico realizado, quando da cobrança judicial de honorários;
- comunicação ao CRO e às autoridades sanitárias, caso se saiba da existência de condições de trabalho indignas, inseguras e insalubres.

A **exibição da imagem do paciente** está liberada apenas em casos clínicos com fins didático-acadêmicos, mediante consentimento do paciente.

Com relação à doação e ao transplante de órgãos, o CEO[1] alerta: "[...] Todos os registros do banco de ossos e dentes e outros tecidos devem ser de caráter confidencial, respeitando o sigilo da identidade do doador e do receptor [...]".

O cirurgião-dentista não pode ser negligente ao orientar seus colaboradores quanto ao sigilo profissional. É aconselhável que aproveite o momento da admissão de seu auxiliar para não apenas repassar essas informações, como também colher a assinatura dele em uma declaração pré-elaborada constando que o funcionário está ciente de que as informações recebidas estão em conformidade com o Código de Ética Odontológica e que, se houver quebra de sigilo, ele, funcionário, poderá responder pela consequência tanto administrativa, quanto criminal.

LEMBRETE

A quebra do sigilo pode acontecer:
- com o consentimento do próprio paciente ou de seu representante legal;
- pela existência de uma causa justa; ou
- por dever legal.

HONORÁRIOS

Com relação aos honorários, conforme o novo CEO,[1] o cirurgião-dentista tem permissão para decidir-lhes o valor, mas não tem licença para se humilhar e se desvalorizar a ponto de rebaixar o preço de seu trabalho em detrimento da qualidade, tornando-se vil, indigno, uma desonra para a profissão.

Se o profissional sentir dificuldade para arbitrar seus honorários, poderá consultar uma **tabela**, atualizada, de **valores referenciais para procedimentos odontológicos** (VRPO). O importante é que, uma vez

SAIBA MAIS

Honorário significa "que confere honra, homenagem, consideração". Por isso, alguns autores se referem aos vencimentos pagos a profissionais liberais por serviços prestados como "pagamento de honra".

decidido, o cirurgião-dentista deve comunicar ao paciente o custo dos seus honorários profissionais, antes de iniciar os procedimentos.

Na fixação de honorários, vários itens podem ser considerados:

- condição socioeconômica do paciente e da comunidade;
- conceito do profissional;
- costume do lugar;
- complexidade do caso;
- tempo gasto no atendimento;
- caráter permanente, temporário ou eventual do trabalho;
- cooperação do paciente;
- custo operacional.

LEMBRETE

O profissional tem a liberdade para arbitrar honorários, sendo vedado o aviltamento profissional.

Oferecer serviços odontológicos como forma de brinde, prêmio, vale-presente, cartão ou caderno de descontos, ou fazer consultas e diagnósticos gratuitos, são **infrações éticas** contempladas neste último CEO.[1]

Outras infrações éticas permaneceram neste novo CEO:[1]

- desviar paciente de instituição pública para a clínica particular;
- cobrar "uma diferença" do paciente de convênio ou de instituição pública;
- surpreender o paciente com custos inesperados, traindo sua confiança;
- receber ou dar gratificação por encaminhamento de paciente;
- não cobrar pelo serviço prestado a quem pode pagar;
- instituir cobrança por meio de procedimento mercantilista, ou seja, fazer cobrança visando apenas ao lucro e colocando o interesse financeiro acima de qualquer coisa.

Existem situações que caracterizam infrações éticas relacionadas a honorários, mas direcionadas às entidades que exercem a odontologia. Por exemplo, quando a entidade tira proveito de seu poder econômico para concorrer, de modo desleal, com outras entidades, ou com profissionais individuais, valendo-se, inclusive, dos seus serviços profissionais como forma de bonificação em concursos, sorteios, premiações e promoções de qualquer natureza. A instituição também comete infração ética quando deixa de informar aos usuários sobre os recursos disponíveis para o atendimento, bem como quando deixa de responder às reclamações deles.

AUDITORIA E PERÍCIA

Outro assunto que merece reflexão é **auditoria e perícia**. Ser perito é ser imparcial e emocionalmente distante, objetivo e fundamentado na ciência.

Existem situações em que o cirurgião-dentista não pode exercer a função de perito ou auditor, sob pena de cometer **infração ética**. Dentre essas situações, destacam-se:

- ser a parte interessada;
- ser o cônjuge da parte interessada, ou parente dela;
- ter qualquer outro tipo de envolvimento com a parte que comprometa o caráter de imparcialidade do ato;
- vincular qualquer tipo de beneficio à anulação ou ao sucesso da causa;
- prejudicar o paciente quanto ao recebimento de benefícios, por omissão de informações à previdência social, sendo que havia autorização do paciente para isso.

Também constitui infração ética "deixar de atuar com absoluta isenção quando designado para servir como perito ou auditor, assim como ultrapassar os limites de suas atribuições e de sua competência".

Quando o cirurgião-dentista está atuando como **fiscal da atuação dos colegas** em convênios e credenciamentos, deve respeitar os limites de sua função, sem confundi-la com a do perito do juízo ou com a dos odontolegistas. O profissional deve ser o mais imparcial possível, de modo a não encobrir falhas de colegas, além de policiar-se para não se aproveitar da condição de perito ou auditor para obter qualquer tipo de vantagem.

Nessa função, o cirurgião-dentista cometerá infração ética se fizer qualquer julgamento na presença do examinado, pois a recomendação é de que as observações do perito sejam encaminhadas a quem de direito, em relatório sigiloso e lacrado.

De acordo com o CEO,[1] todos os profissionais de clínicas, policlínicas, convênios, credenciamentos, seguradoras de saúde, cooperativas ou outras entidades, inscritos no CRO como prestadores de serviço, responderão solidariamente pela infração ética praticada, não se considerando se a pessoa é física ou jurídica, tampouco se o profissional é sócio da entidade ou seu responsável técnico. Basta que exerça a odontologia, mesmo que de forma indireta. A desobediência ao CEO[1] implica infração ética.

Dentre as **obrigações** impostas pelo CEO[1] às entidades prestadoras de serviço odontológico, destacam-se:

- manter auditorias odontológicas constantes, por profissionais capacitados, respeitando-lhes a autonomia;
- providenciar um responsável técnico, conforme as orientações éticas do CFO, bem como instalações que garantam o desempenho pleno e seguro do profissional.

Dentre as **infrações éticas** apontadas pelo novo CEO,[1] destacam-se:

- substituir a perícia e/ou auditoria, e os serviços odontológicos, pelo uso indiscriminado dos raios X com finalidade exclusivamente administrativa;
- deixar de fazer as atualizações dos contratos e cadastros e as atualizações de responsabilidade técnica;
- deixar de cumprir as obrigações legais junto ao CRO;
- deixar de prestar os serviços ajustados no contrato;

- elaborar planos de tratamento para serem executados por terceiros, que podem estar irregulares ou ilegais perante o CRO; e
- oferecer tratamento abaixo dos padrões de qualidade recomendáveis.

PROPAGANDA E PUBLICIDADE

Propaganda e publicidade

Propaganda é a propagação de ideias. Publicidade é a arte de despertar no público o desejo de compra.

A propaganda, os anúncios e a publicidade são muito importantes para o cirurgião-dentista e devem ser feitos com **ética**, de acordo com o CEO.[1] Nesse caso, qualquer meio de comunicação pode ser utilizado. Caso se configure infração ética, todos responderão pela infração, quer seja o proprietário, quer seja algum outro profissional envolvido. No caso de ser pessoa jurídica, o responsável técnico tem o dever de fazer a orientação, por escrito, sobre a propaganda a ser utilizada, pois todos são corresponsáveis.

As infrações éticas alcançam também as entidades que exercem a odontologia, pois nelas o cirurgião-dentista está proibido de ser proprietário, sócio, dirigente ou consultor de cartões de descontos ou de empresa que faça publicidade de descontos sobre honorários odontológicos, planos de financiamento ou consórcio. Da mesma forma, anunciar vantagens irreais visando à concorrência é outra proibição do CEO[1] a essas entidades.

Os **laboratórios de prótese dentária são proibidos** de fazer anúncios, propagandas ou publicidade dirigidos ao público em geral. Quanto à restrição de atendimento direto ao paciente, esses laboratórios são obrigados a afixar, em local visível, essa informação, que o próprio CRO fornece.

São ainda **contraindicados pelo CEO**[1] o trabalho gratuito para autopromover o profissional, as campanhas visando troca de favores, a oferta de cartão de descontos ou de serviços odontológicos por mala-direta via internet, caixas de som portáteis ou em veículos automotores para aliciar pacientes, e tantos outros meios de concorrência desleal que desvalorizam a profissão.

Observa-se que há uma intenção comum por trás da maioria das infrações éticas: a **conquista da clientela**. Isso leva a comportamentos desrespeitosos principalmente com os colegas, sobretudo quando se trata de anúncios, propaganda e publicidade. Muitos CEOs[1] anteriores sofreram modificações, principalmente, nesse quesito.

Os códigos de ética anteriores já consideravam infração ética a exposição da imagem do paciente, sobretudo com as expressões "antes" e "depois", utilizadas por alguns cirurgiões-dentistas, com a intenção de conquistar clientela. E o novo CEO,[1] quando se volta para esses cuidados que o cirurgião-dentista deve ter para não criar expectativa no paciente, inclui a proibição, também, da palavra "durante".

O Quadro 4.2, a seguir, apresenta os itens que são obrigatórios em **anúncios**, **propaganda** e **publicidade** da área.

QUADRO 4.2 – Itens obrigatórios em anúncio, publicidade e propaganda

PESSOA FÍSICA	PESSOA JURÍDICA
Nome	Nome do responsável técnico
Nome representativo da profissão	Nome representativo da profissão
CRO (nº de inscrição)	CRO do responsável (nº de inscrição)

Podem constar, ainda, no anúncio, propaganda e publicidade:

- Especialidades do cirurgião-dentista (com inscrição no CRO) ou qualificação profissional de clínico geral;
- Áreas de atuação – procedimentos pertinentes às especialidades reconhecidas pelo CFO;
- Titulação relativa à profissão – tanto da formação acadêmica quanto do magistério;
- Endereço, telefone, fax, endereço eletrônico, horário de trabalho, convênios, credenciamentos, atendimento domiciliar e hospitalar;
- Logomarca e/ou logotipo.

Um detalhe importante é a **ordem de aparecimento das informações no anúncio ou propaganda**: primeiramente o cirurgião-dentista deve esclarecer sua qualificação, dizendo se é clínico geral ou especialista, para depois indicar os procedimentos e técnicas de tratamento que faz.

De acordo com o CEO,[1] a qualificação de clínico geral dá ao cirurgião-dentista o direito de executar procedimentos de especialista, sem estar, com isso, invadindo o espaço do colega portador de tal registro. É importante lembrar que o profissional, mesmo que tenha cursado outras especialidades, **só pode se inscrever e anunciar em duas especialidades** no CRO.

Este CEO[1] autoriza ao clínico geral, desde que assim se identifique, a executar procedimentos de um especialista (isso já permite a Lei nº 5.081);[7] porém, ele não pode se fazer passar por especialista se não tiver esse título registrado no CRO. Em contrapartida, o CEO[1] impõe ao especialista que, quando for atender um **paciente indicado**, deve atuar somente na área de sua especialidade. Após o atendimento, deve devolver o paciente ao cirurgião-dentista que o encaminhou, juntamente com as informações pertinentes. Fora isso, o especialista pode executar qualquer tipo de procedimento aprendido, além de sua especialidade, desde que em seus próprios pacientes.

As entidades que exercem a odontologia só podem anunciar especialidades caso constem do seu corpo clínico os respectivos especialistas, inscritos no CRO, para fazerem o atendimento anunciado.

Deve ser disponibilizada ao público uma lista com o nome, a qualificação e as áreas de atuação de todos os profissionais que fizerem parte da entidade, incluindo os especialistas e os clínicos gerais.

Quanto às **entrevistas públicas**, o CEO[1] faculta ao profissional esse direito, mas faz uma ressalva: "[...] utilizar-se de meios de comunicação para conceder entrevistas ou palestras públicas sobre assuntos odontológicos [...] sem que haja autopromoção ou sensacionalismo [...]", sendo-lhe vedado anunciar seu endereço profissional ou eletrônico e seu telefone.

As palestras devem ter como objetivo a **educação odontológica** e, portanto, não podem se transformar em oportunidade para a distribuição de material publicitário, brindes, prêmios ou vantagens ao público leigo, com finalidade de atrair clientes. Tampouco podem ser usadas para a realização de diagnóstico ou de procedimentos odontológicos, visando à autopromoção do profissional. O profissional que ministra palestras acaba por se destacar, mas não intencionalmente, e sim como decorrência normal e inevitável de sua exposição pública.

> **ATENÇÃO**
> Poluir o ambiente por meio de anúncio ou propaganda é infração ética.

O CEO[1] se importa com a questão da ecologia, que é a preocupação em preservar o meio ambiente e todas as formas de vida. Assim, impõe ao cirurgião-dentista o dever de promover a saúde coletiva, que é a preocupação com o contexto socioeconômico e cultural do paciente.

Para os **pesquisadores**, o CEO[1] afirma que o interesse pela ciência não pode estar acima do interesse pela pessoa humana. Assim, antes de iniciar a pesquisa, todo ser humano, ou seu representante legal, depois de informado sobre a natureza e as consequências da pesquisa, deve dar por escrito seu consentimento livre e esclarecido. No caso de o sujeito da pesquisa ser animal de experimentação, o objetivo da pesquisa em ampliar o saber odontológico e os benefícios à sociedade deve ser muito claro e honesto.

O CEO[1] regula que toda pesquisa em animais ou seres humanos tem de ser submetida à prévia avaliação do Comitê de Ética e Pesquisa em Seres Humanos e do Comitê de Ética e Pesquisa em Animais. O CEO[1] alerta, ainda, sobre o respeito pelos limites legais da profissão, sobre os cuidados quanto à utilização de cadáveres e sobre transplantes. Proíbe, também, experimentos com substâncias ainda não aprovadas para fins terapêuticos.

Sobre a **publicação científica**, o CEO[1] aponta uma importante infração ética: "[...] apresentar como seu, no todo ou em parte, material didático ou obra científica de outrem, ainda que não publicada [...]". Trata-se do perigo do **plágio**. Produção intelectual é propriedade do autor, nas ciências ou nas artes. Portanto, os créditos são dele.

> **LEMBRETE**
> É importante que o cirurgião-dentista contemple o CEO[1] como um instrumento orientador, e não punitivo.

O **hábito de consultar o CEO[1] deve ser uma constante na prática profissional**, para que sejam evitadas a propaganda enganosa ou abusiva e outros artifícios que, na ânsia de atrair clientela, podem prejudicar o público leigo e o próprio profissional.

PENALIDADES

É obrigação do bom cirurgião-dentista conhecer o CEO,[1] porque é o CEO[1] quem lhe disciplina os direitos e deveres.

O cirurgião-dentista que cometer infração ética pode ser punido e, nesse caso, não adianta alegar que é inocente por desconhecer a obrigação de obediência àquele dever. Há uma máxima, no direito, de que alegar ignorância não livra o infrator das penalidades.

A gravidade de cada caso é avaliada pela **extensão** e pelas **consequências do dano**. As penalidades previstas no CEO[1] obedecem a uma sequência, em que se passa à penalidade seguinte caso a anterior tenha deixado de surtir efeito.

As penalidades disciplinares previstas no CEO[1] são as seguintes:

- advertência confidencial, em aviso reservado;
- censura confidencial, em aviso reservado;
- censura pública, em publicação oficial;
- suspensão do exercício profissional até 30 dias;
- cassação do exercício profissional *ad referendum* do Conselho Federal.

Existem situações muito graves em que essa sequência de penalidades não é respeitada pela necessidade de aplicar, de imediato, uma penalidade mais grave. Entre essas situações, o novo CEO[1] contempla a prática de atividades que não resguardam o decoro profissional, que são as atitudes desonestas, sem compostura, sem seriedade, sem decência, que agridem a dignidade e a honradez da profissão; além daquelas situações que extrapolam o limite legal da odontologia.

Além das penalidades que o CEO[1] impõe ao cirurgião-dentista, existe outra pena, estabelecida pelo CRO, que é a **pena pecuniária**, ou seja, aquela que é paga em espécie. Esta é avaliada entre 1 e 25 vezes o valor da anuidade, e o aumento da pena é proporcional à gravidade. Além disso, havendo reincidência, a pena de multa será aplicada em dobro.

O CRO tem competência para impor penalidades, pois os conselhos profissionais são órgãos que fiscalizam o exercício profissional. Por serem autarquias ou entidades públicas, o Estado lhes concede dois poderes:

- Autoexecutoriedade – autonomia administrativa, o que significa que eles não dependem do Poder Judiciário para se autoadministrar;
- Coercibilidade – autoridade para impor a lei e seu cumprimento.

Ad referendum

Expressão utilizada para ato que depende de aprovação ou ratificação de uma autoridade, ou de um poder competente, para ser validado. Neste caso, trata-se do CFO.

Os Conselhos podem lançar mão das anuidades e das multas técnicas ou éticas contra todos os infratores, não considerando o fato de estarem, ou não, inscritos regularmente. Portanto, **os conselhos para a tarefa de fiscalização das profissões têm poder de polícia**.

Este capítulo não teve a pretensão de abordar todo o CEO.[1] O Código de Ética Odontológica está disponível no site do Conselho Federal de Odontologia.[1]

Documentação odontológica

Tânia Adas Saliba Rovida
Lenise Patrocínio Pires Cecílio

A documentação odontológica é uma importante ferramenta de gestão do consultório odontológico, e deve conter o registro das atividades e da comunicação do cirurgião-dentista com o paciente. Uma boa documentação deve possibilitar:

- obtenção de diagnóstico e prognóstico precisos;
- definição de um plano de tratamento;
- avaliação interna da atividade laboral do cirurgião-dentista, por meio de indicadores de produtividade e de qualidade;
- defesa do profissional perante eventuais reclamações de clientes insatisfeitos;
- identificação *post mortem* de indivíduos.

Ao conjunto de documentos gerados durante a relação do cirurgião-dentista com o cliente, dá-se o nome de **prontuário odontológico**.

OBJETIVOS DE APRENDIZAGEM

- Compreender a importância de se manter uma documentação odontológica organizada e completa
- Conhecer as informações que compõem o prontuário odontológico e a ficha clínica
- Redigir atestados, receitas, recibos, encaminhamentos e todo tipo de documentação odontológica

PRONTUÁRIO ODONTOLÓGICO

Para que um prontuário alcance plenamente seus objetivos e proteja o cirurgião-dentista de problemas éticos e legais, deve **retratar fielmente os detalhes do atendimento** proposto e prestado, além da evolução do tratamento e as mudanças nas condições de saúde bucal do paciente decorrentes do atendimento.

À medida que as atividades clínicas vão sendo executadas e a ficha de atendimento vai sendo preenchida, o paciente deve assiná-la, dando ciência do procedimento realizado durante as consultas. O registro

LEMBRETE

"[...] Elaborar e manter atualizados os prontuários dos pacientes, conservando-os em arquivo próprio [...]" é um dever do profissional, previsto no art. 5º do terceiro capítulo do CEO.[1]

incompleto ou inadequado de dados no prontuário diminui o seu poder de salvaguardar o profissional de problemas judiciais que ele porventura possa ter.

Conforme orientação do CFO,[1] um prontuário mínimo adequado deverá conter uma **ficha clínica odontológica** composta pelos itens descritos a seguir:

- IDENTIFICAÇÃO DO PROFISSIONAL – conforme o art. 33 do CEO,[1] todos os impressos profissionais devem conter, obrigatoriamente, o nome completo, a profissão (cirurgião-dentista) e o número de inscrição do profissional no Conselho Regional de seu respectivo estado. É facultada ao profissional a inserção de outras informações, desde que respeitadas as disposições do CEO.[1]
- IDENTIFICAÇÃO DO PACIENTE – nome completo, identidade, número do cadastro individual de contribuinte (CIC), nacionalidade, naturalidade, estado civil, sexo, data de nascimento, profissão, endereços residencial e profissional, forma como chegou ao estabelecimento (indicação). Além disso, caso o paciente possua e vá utilizar algum convênio odontológico, deve indicar a empresa mantenedora e o número de registro do segurado. Se o paciente for menor de 18 anos ou incapaz, devem-se inserir dados relativos aos seus responsáveis legais.
- ANAMNESE – informações sobre a história clínica atual e pregressa do paciente, histórico médico pessoal e familiar.
- PLANOS DE TRATAMENTO – englobam as várias possibilidades de tratamento (inclusive as que o profissional em questão não realiza) descritas detalhadamente, incluindo procedimentos propostos, materiais a serem utilizados, regiões bucais envolvidas e, quando possível, riscos decorrentes dos procedimentos propostos.
- EVOLUÇÃO DO TRATAMENTO – anotação precisa do tratamento executado em cada consulta, intercorrências durante sua execução, alterações do plano inicial de trabalho, faltas às consultas e orientações adicionais de higiene, cuidados pré e pós-operatórios, orientações sobre uso e higienização de próteses, solicitação de colaboração do paciente para bem do tratamento, dentre outras informações.

É muito importante realizar o **registro das faltas do paciente** às consultas agendadas e os aspectos relativos à sua colaboração com as orientações e as prescrições feitas pelo profissional, incluindo higiene bucal, pois esses fatores podem alterar os resultados previstos no plano de tratamento e prorrogar a data final de entrega dos serviços.

A colaboração do paciente implica sua corresponsabilidade com o sucesso do tratamento. O profissional deve ter anotado o cumprimento das suas responsabilidades, mas não pode se esquecer de fazer o mesmo com o que compete ao paciente. Essa é mais uma maneira de o profissional se proteger.

Além da ficha clínica completa, o prontuário odontológico deve conter outros componentes:

- documentação radiográfica;
- documentação fotográfica, caso tenha sido realizada. Embora essa documentação seja opcional, é recomendada em especialidades como ortodontia, cirurgia bucomaxilofacial e estética;
- documentação histopatológica e laboratorial decorrentes de exames complementares, quando realizados;
- comprovação de realização de instruções de higiene;
- fichas de índice de placa e anotações de condições de higiene;
- recomendações pré e pós-operatórias;
- esclarecimentos diversos, incluindo limitações para a realização de determinados procedimentos;
- termo de consentimento esclarecido;
- planos de tratamento e previsão de honorários devidamente anuídos pelo paciente;
- moldagens de gesso eventualmente realizadas;
- cópias de quaisquer documentos fornecidos ou emitidos ao paciente, como prescrições e receitas, atestados, declarações, recibos, relatórios e laudos, pareceres e encaminhamentos, com a assinatura e a ciência de quem recebeu.

Um prontuário pode conter, também, um **contrato de prestação de serviços**. Uma vez estabelecida a relação profissional entre o cirurgião-dentista, sua equipe e o paciente, passa a existir um acordo de vontades entre as partes, o qual pode ser determinado por um contrato escrito e assinado.

No entanto, mesmo que o contrato não exista por escrito, sua ausência não redime o profissional de suas responsabilidades, pois na relação entre profissional e paciente fica subentendido um contrato verbal ou tácito. A versão escrita, se bem executada, é mais um documento capaz de resguardar e embasar a defesa do profissional perante uma ação judicial. Para isso, o contrato deve ser bem feito e bem redigido, pois uma boa documentação vale mais do que um contrato falho.

Quanto à ciência e à validação dessa documentação, é muito importante colher a **assinatura do paciente** nas fichas de marcação de tratamento proposto e executado e em qualquer documento gerado no decorrer da relação entre profissional e paciente.

Toda orientação que exija ação ou colaboração do paciente, como instruções de higiene, recomendações pré e pós-operatórias e prescrições, devem ser seguidas de esclarecimentos quanto às consequências da falta de colaboração, e devem ter a assinatura da pessoa orientada comprovando a ciência e a compreensão do conteúdo.

As assinaturas devem estar datadas pelo paciente, e sua falta pode dificultar a defesa do cirurgião-dentista diante de um eventual problema, pois **um documento não assinado pode não constituir prova jurídica**. A assinatura do paciente ou responsável legal nos documentos odontológicos confirmam sua ciência e aprovação.

Como se vê, o prontuário odontológico é muito mais do que um registro do tratamento executado. Consiste na documentação completa e adequada de todos os aspectos que envolvem a interação

SAIBA MAIS

Conforme o Código de Processo Civil, em seu art. 368, "As declarações constantes do documento particular, escrito e assinado, ou somente assinado, presumem-se verdadeiras em relação ao signatário [...]".

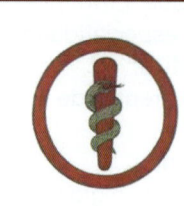

> Dr. (NOME DO PROFISSIONAL)
> Cirurgião-Dentista
> Endodontista – Clínico Geral
> CRO – UF – 00000

Figura 5.1 – Exemplo de cabeçalho.

LEMBRETE

A nossa orientação é a guarda *ad eternum* da documentação, a fim de respaldar o profissional em qualquer tempo ou por qualquer razão que lhe seja solicitada sua apresentação.

entre o profissional e o paciente. E a quem pertence essa documentação? A legislação prevê que o prontuário é **propriedade do paciente, mas a sua guarda cabe ao cirurgião-dentista**. Essa propriedade dá ao paciente o direito de obter cópia autêntica do prontuário a qualquer momento que solicitar.

Quanto ao **período de guarda dos documentos**, não há um período consensual determinado para a guarda do prontuário odontológico. Os prazos de prescrição para infrações éticas, civis e criminais diferem entre si, o que dificulta a sistematização de um período específico. Por exemplo, o Código Civil[3] diz que a obrigação de reparação do dano prescreve em 3 anos, ao passo que o Código de Defesa do Consumidor[4] coloca 5 anos após o conhecimento do fato. Assim, se o paciente toma conhecimento de um problema 10 anos após sua ocorrência, ele terá, a partir daí, 5 anos para requerer reparação.

A seguir, serão apresentados os aspectos básicos e alguns modelos dos documentos mais utilizados nos consultórios. Estes não são modelos a serem seguidos na íntegra. O cirurgião-dentista deve adaptá-los conforme o tipo de serviço prestado por ele, conforme as necessidades e particularidades de sua especialidade, sua área de atuação ou a complexidade e a exigência de cada caso.

Embora não conste nos modelos apresentados, toda a documentação deve possuir **cabeçalho com a identificação profissional completa** (Fig. 5.1) e finalizar com local e data, assinatura e carimbo profissional, além de assinatura do cliente ou responsável legal atestando o recebimento.

Outra maneira de registrar os esclarecimentos ou o recebimento de uma recomendação ou documento odontológico é possuir um **caderno de protocolo**, específico para tal finalidade. Esses cadernos são encontrados, facilmente, em livrarias e papelarias e substituem a assinatura do paciente na segunda via do documento. Porém, ainda que o profissional opte por esse tipo de registro, permanece a necessidade de arquivar a segunda via no prontuário.

FICHA CLÍNICA

ANAMNESE

A anamnese corresponde ao conjunto de informações relativas à história médica e clínica do paciente. Quando bem realizada, deve conter os seguintes itens:

- **Queixa principal** ou motivo da consulta, registrada de acordo com as palavras e os termos utilizados pelo paciente.
- **Evolução da doença atual**, visando traçar um caminho que leve a corretos diagnóstico, prognóstico e planejamento terapêutico.
- **Histórico médico e odontológico**, com questionário de saúde adequado à especialidade desenvolvida pelo profissional, registrando o passado e o presente das condições de saúde e do estado geral do paciente, seu histórico familiar e a interpretação dos dados obtidos.
- **Exame clínico extra e intraoral**, com o registro das informações colhidas em ficha clínica e odontograma. Além do odontograma, pode-se usar a descrição dente a dente das condições de saúde bucal, sendo essa a forma que melhor se adapta às necessidades éticas e legais.

Perguntas que podem compor uma anamnese

A seguir, são apresentadas algumas perguntas que podem compor a anamnese, relativas a condições de saúde, histórico médico pessoal e familiar.

- Está em tratamento médico atualmente? Em caso afirmativo, para qual problema de saúde?
- Indique nome e contato do médico responsável.
- Tem algum problema de saúde que não esteja tratando? Qual?
- Está utilizando algum medicamento? Qual?
- Já esteve internado alguma vez? Quando? Por quê?
- Já foi operado alguma vez? Quando? Por quê?
- Já teve alguma hemorragia? De que tipo? Quando?
- Tem alergia a algum medicamento? Qual?
- Tem algum outro tipo de alergia? A quê?
- Está grávida? Se sim, qual o tempo de gestação?
- Usa anticoncepcional? Qual?
- Tem ou teve anemia, diabetes, pressão alta, pressão baixa, sinusite, infarto, labirintite, derrame, sinusite, hepatite, herpes, prolapso de válvula cardíaca, válvula cardíaca protética, marca-passo, febre reumática, asma, bronquite, transplante de órgão, câncer,

LEMBRETE

Para compor as perguntas da anamnese, pode-se fazer um quadro com as opções a serem assinaladas, tipo *check-list*, ou com as expressões "afirmo", "nego" e "não sei".

problema de coagulação, problema respiratório, gastrite, úlcera, cirrose, problema renal, problema no fígado, depressão, problema psicológico ou emocional, doença infectocontagiosa, dor de cabeça ou enxaqueca, problema de cicatrização, reumatismo, tuberculose, epilepsia, desmaios, doença sexualmente transmissível, problema de tireoide? (O profissional deve incluir outras situações que achar necessárias.)

- Tem ou teve alguma outra doença ou problema de saúde não mencionado? Qual?
- É portador de HIV?
- Algum parente próximo tem ou teve as doenças mencionadas? Quem e qual doença?
- Há alguma doença predominante na sua família? Qual?
- Faz uso de algum tipo de droga? Qual? Com que frequência?
- Com qual frequência toma bebida alcoólica? Qual bebida? Qual quantidade?
- Fuma? Que tipo de cigarro? Quantos cigarros por dia?

SAIBA MAIS

A melhor maneira de registrar as respostas às questões objetivas é com as expressões "afirmo", "nego" ou "desconheço", ou então "sim", "não" ou "não sei", pois dão mais força às respostas e não permitem margem de dúvidas. Perguntas objetivas obtêm respostas objetivas.

Após esse questionário, o profissional deve deixar espaço de observações para descrever o histórico e a doença que o paciente tem ou tenha tido, com detalhes suficientes para embasar a decisão quanto aos cuidados necessários.

Inquérito odontológico:

- Quando foi a última consulta com o dentista?
- Realizou algum tipo de tratamento? Qual? Concluiu o tratamento?
- Consulta o dentista periodicamente? Com qual frequência?
- Já teve alguma experiência negativa durante atendimento odontológico? Qual?
- Range ou aperta os dentes durante o dia ou a noite?
- Possui algum destes hábitos? Roer unhas, morder caneta, lápis ou outro objeto, respirar pela boca, chupar chupeta ou dedo, tomar mamadeira, tomar chimarrão (ou outros que o profissional achar necessário questionar).
- Escova os dentes diariamente com creme dental? Quantas vezes ao dia? Em quais momentos?
- Que tipo de escova utiliza (dura, média, macia, extramacia, interdental, ortodôntica, elétrica, outras)?
- Usa fio dental diariamente? Quantas vezes ao dia? Em quais momentos?
- Utiliza palito de dente?
- Utiliza algum antisséptico para bochecho? Qual?
- Usa algum outro instrumento ou método de higiene bucal? Qual?
- Ingere alimentos entre as refeições? Que tipo?
- Ingere doces? Com qual frequência?
- Já tomou anestesia na boca? Teve algum problema?
- Já sofreu alguma cirurgia na boca? Qual? Quando?
- Já teve alguma hemorragia na boca?
- Já teve algum problema de gengiva?
- Já fez "limpeza" odontológica?
- Já teve instruções de higiene bucal?

> **EXEMPLO DE TEXTO PARA DECLARAÇÃO DE VERACIDADE**
>
> Declaro que as informações prestadas por mim, _____, são totalmente verdadeiras, sendo que, se omiti ou deixei de declarar algo ao profissional Dr. _____, poderei colocar em risco a minha saúde (ou de meu dependente _____), a do profissional e a de toda a equipe, dificultando o tratamento e contribuindo para a ocorrência de problemas durante o atendimento. Por ser verdade, firmo o presente. (Cidade, data, assinatura do paciente, assinatura e carimbo do profissional.)

Figura 5.2 – Modelo de texto para declaração de veracidade.

- Qual a razão da sua procura hoje? (Devem-se relatar a queixa principal com detalhes, conforme a explanação do paciente, e as queixas secundárias, se houver.)

Ao terminar a anamnese, devem-se **aferir os sinais vitais** – pressão arterial, frequência cardíaca e frequência respiratória. Caso o paciente relate ser portador de diabetes ou não saber sua condição, deve-se medir a glicemia capilar.

Outra providência a ser tomada ao final da anamnese é o preenchimento de uma **declaração de veracidade de informações** (Fig. 5.2). Essa declaração tem a finalidade de notificar ao paciente as consequências de declarações incompletas ou inverídicas, e sua assinatura garante a ciência e a responsabilidade pelas informações prestadas.

EXAME CLÍNICO ODONTOLÓGICO

A principal ferramenta para o registro do exame clínico odontológico é o **odontograma**. O ideal é que se construa um odontograma com a situação inicial do paciente, aquela que ele apresentou antes das intervenções odontológicas, e outro com a situação final, após o cumprimento do plano de tratamento.

São muitos os modelos de odontograma disponíveis para utilização do cirurgião-dentista. A seguir se apresentam, para conhecimento, dois modelos básicos e um modelo descritivo (Figs. 5.3 e 5.4).

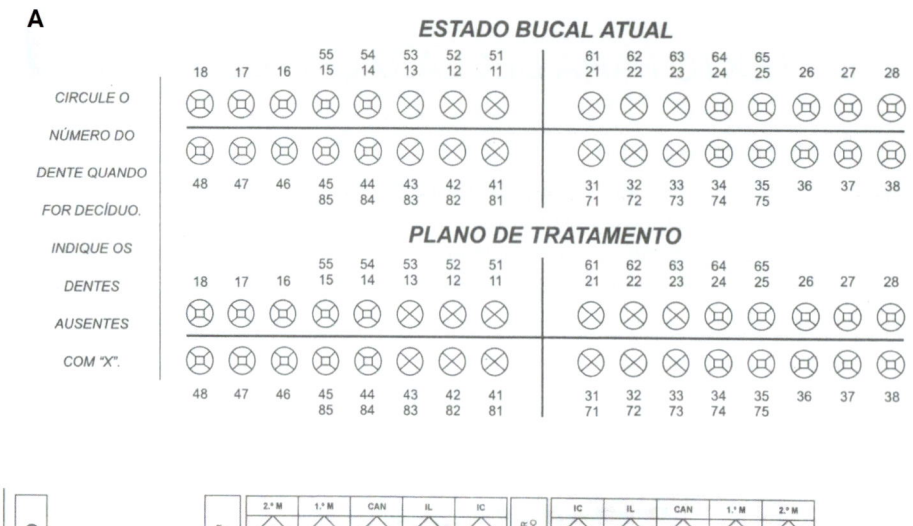

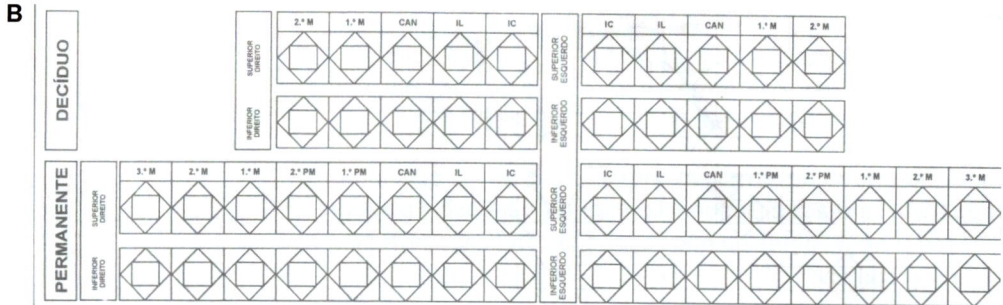

Figura 5.3 – (A) e (B) Modelos clássicos de odontograma.

Figura 5.4 – Modelo de ficha de exame dentário descritivo, sugerido pelo CFO.

ATESTADOS

Atestados são afirmações, por escrito, de um fato ocorrido e suas consequências. Têm como objetivo indicar a existência de um estado mórbido ou estado de saúde bucal com uma finalidade específica (trabalhista, escolar, esportivo, militar, notificador ou outros fins). Não se recomenda o uso da expressão "para os devidos fins". O Quadro 5.1 apresenta os itens necessários a um atestado para que este tenha validade legal.

REVELAÇÃO DO DIAGNÓSTICO E SIGILO PROFISSIONAL: COMO PROCEDER?

Se for necessário revelar o diagnóstico ou a intervenção praticada, deve-se utilizar a Classificação Estatística Internacional de Doenças e problemas relacionados com a saúde (CID),[5] **mediante anuência escrita do paciente**, evitando o cometimento de infração ética do profissional por revelação de segredo de tratamento, conforme prevê o CEO.[1]

O CEO[1] afirma constituir infração ética "Fornecer atestado que não corresponda à veracidade dos fatos ou dos quais não tenha participado [...]". Assim, não é recomendado ou permitido ao profissional emitir atestados, principalmente que justifiquem ausência de atividades laborais ou escolares, para realizar favores pessoais, sem que as afirmações nele constantes sejam verdadeiras.

QUADRO 5.1 – **Itens necessários para que um atestado tenha validade legal**

Identificação pessoal e profissional do cirurgião-dentista.

Identificação completa do paciente – nome, RG, endereço (opcional).

Finalidade de sua expedição.

Horário e data de atendimento do paciente.

Indicação do período de repouso, preferencialmente em horas (24 h, 48 h), quando recomendado.

Local e data de expedição.

Assinatura do cirurgião-dentista responsável pela declaração.

Carimbo com nome, qualificação profissional e número do registro no Conselho de Classe, mesmo que o atestado seja fornecido em receituário ou outro papel timbrado.

EXEMPLOS DE TEXTOS PARA ATESTADOS

Atestado de sanidade odontológica para fins de ingresso em trabalho:

Atesto, a pedido do interessado, que _____, portador do documento n° _____, passou por avaliação odontológica no dia _____, e apresentou, nesse momento, boas condições de saúde bucal, sem necessidades de intervenção clínica, não havendo aspectos bucais que sejam incompatíveis com suas atividades laborais.

Atestado para justificar ausência do trabalho (ou da escolar):

Atesto, a fim de justificar ausência do trabalho (ou das atividades escolares), a pedido do interessado (ou do responsável) _____, que _____, portador do documento n° _____, esteve sob meus cuidados profissionais no dia _____, das ____ às ____ horas, necessitando de ____ horas de ausência de suas atividades trabalhistas (ou escolares).

CID _____ (Autorizo a divulgação do diagnóstico ou situação de saúde – Assinatura do paciente ou responsável).

Figura 5.5 – Modelo de textos para atestados.

LEMBRETE

É recomendado que, ao final do atestado ou em caderno de protocolo, conste a assinatura do paciente confirmando o recebimento do documento (Fig 5.5).

Além de constituir infração ética, fornecer documento falso se enquadra também no art. 299 do Código Penal Brasileiro,[6] que institui como crime "Omitir, em documento público ou particular, declaração que dele deverá constar, ou nele inserir ou fazer inserir declaração falsa ou diversa da que devia ser escrita, com o fim de prejudicar direito, criar obrigação ou alterar a verdade sobre fato juridicamente relevante [...]". O cirurgião-dentista que cometer tal crime estará sujeito à pena de reclusão e multa.

RECEITAS

Receitas são prescrições escritas, efetuadas por profissional legalmente habilitado, de substâncias medicamentosas com finalidade profilática, curativa, paliativa ou de diagnóstico, contendo orientações para o paciente quanto à sua utilização.

A Lei n° 5.081,[7] que regula o exercício da odontologia, determina, no art. 6°, que "[...] compete ao cirurgião-dentista prescrever e aplicar especialidades farmacêuticas de uso interno e externo, indicadas em odontologia [...]". Este mesmo artigo acrescenta que "[...] compete ao cirurgião-dentista prescrever e aplicar medicação de urgência no caso de acidentes graves que comprometam a vida e a saúde do paciente [...]", desde que ele tenha conhecimento para tal, pois terá responsabilidade sobre o ato praticado. Apenas nessas condições o cirurgião-dentista pode utilizar substâncias que não sejam indicadas, especificamente, para odontologia.

ATENÇÃO

Não é competência do cirurgião-dentista prescrever remédios para emagrecer, para dormir ou para qualquer outra utilização que não seja odontológica. O profissional deve conhecer suas atribuições e praticar seus deveres com responsabilidade.

Além das medicações de uso comum, existem substâncias a serem prescritas em receituário de controle especial e acompanhadas de notificação de receita.

A **notificação de receita** é um documento padronizado, numerado e registrado pelas autoridades sanitárias, personalizado e intransferível, destinado a notificar a prescrição de entorpecentes (cor amarela), psicotrópicos (cor azul), retinoides de uso sistêmico e imunossupressores (cor branca), sendo este último de uso exclusivo de profissionais inscritos no Conselho de Medicina. Essa notificação fica retida na farmácia ou drogaria, e as orientações de uso das substâncias prescritas devem estar na receita que acompanha a notificação, que ficará com o paciente.

A responsabilidade pela utilização adequada dos talões e das receitas é do profissional, que deve estar atento à sua guarda e ao acesso a esses documentos. Esse acesso deve ser restrito a uma pessoa de sua inteira confiança. Em caso de roubo, furto ou extravio de parte ou de todo o talão, deve-se registrar um **boletim de ocorrência policial** e informar ao CRO e à autoridade sanitária para as providências que se fizerem necessárias.

As prescrições ou **receitas odontológicas comuns** devem ser emitidas em talonário próprio, sem restrição quanto à cor do papel, contendo minimamente as seguintes informações:

- cabeçalho – identificação pessoal e profissional do cirurgião-dentista: nome completo, CRO, profissão/especialidade;
- superinscrição – identificação completa do paciente: nome, RG, endereço (opcional);
- forma de uso do medicamento – interno (deglutido) ou externo (vias enterais ou parenterais);
- inscrição – nome genérico (sal) do fármaco, forma farmacêutica e concentração. Deve-se evitar a prescrição por nome comercial;
- subscrição – quantidade total do medicamento a ser fornecida. Para fármacos de uso controlado, essa quantidade deve vir expressa em algarismos arábicos seguida de parênteses contendo a quantidade por extenso;
- adscrição – orientações do profissional ao paciente: recomendação de como utilizar o fármaco, dose, horários e duração do tratamento; e
- data, carimbo (nome, qualificação e número de registro no conselho) e assinatura do profissional.

Alguns dados facultativos podem estar presentes na prescrição, como peso, altura e dosagens específicas, como as usadas em pediatria.

A receita, além de prescrever um medicamento, é um importante **documento de orientação**. O verso do receituário pode ser utilizado para dar continuidade à prescrição, contendo o prazo de agendamento de consulta de controle ou retorno, orientações de repouso, dietas, possíveis efeitos colaterais ou outras informações referentes ao tratamento.

Tanto a receita quanto as orientações devem ser escritas de **modo legível** e de maneira clara, de fácil compreensão. O profissional deve evitar recomendações genéricas, do tipo "tomar junto às refeições", "tomar ao deitar ou na hora de dormir". Essas afirmações inespecíficas podem gerar "acidentes" por serem mal interpretadas pelo paciente. Aquele que se alimenta cinco ou seis vezes por dia pode tomar o medicamento mais vezes do que o prescrito ao tomar "junto às

LEMBRETE

O profissional deve estar sempre atualizado quanto a características farmacocinéticas, indicações, uso e interações de novos medicamentos que surgem no mercado, para prescrever com conhecimento técnico e científico e com responsabilidade. Buscar esse conhecimento faz parte de suas atribuições.

refeições", por exemplo. Assim, se o medicamento deve ser tomado a cada 8 horas, e não deve ser com o estômago vazio, devem-se estabelecer horários para a tomada e orientar o paciente para que coma alguma coisa.

As resoluções e normativas das **prescrições especiais** (Fig. 5.6) estabelecem a obrigatoriedade do uso de duas vias (uma fica com o paciente, e a outra fica retida na farmácia). Nossa sugestão é que a prescrição seja feita em **três vias** para que, nesta terceira, o paciente ateste seu recebimento e compreensão, ficando anexada ao seu prontuário. No caso de receitas simples, utilizam-se duas vias.

EXEMPLO DE PRESCRIÇÃO SIMPLES

Para: ______________________________ (NOME DO PACIENTE)

Endereço: ______________________________

Uso interno / externo: ______________________________

(NOME DO MEDICAMENTO) (QUANTIDADE): ______________________________

MODO DE USAR: dose recomendada, intervalo de administração, duração do tratamento.

VIA DE ADMINISTRAÇÃO: oral, subcutânea, intravenosa, intramuscular, tópica.

Cidade, data, assinatura e carimbo do profissional, assinatura do paciente ou responsável atestando a compreensão das recomendações e o recebimento da via original.

Modelo de receituário especial:

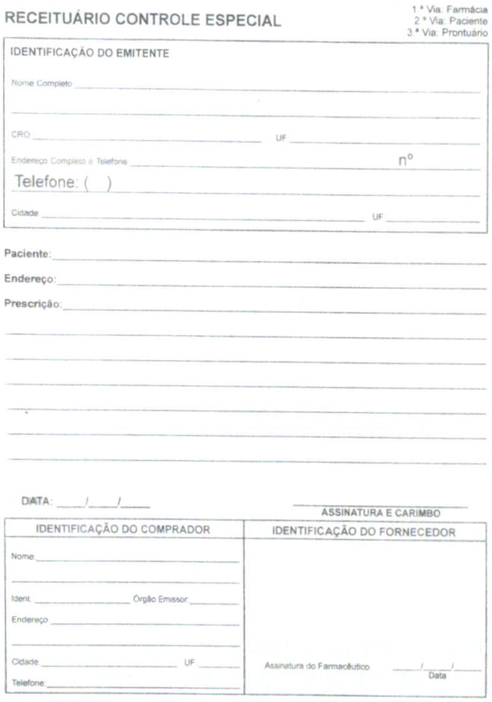
RECEITUÁRIO CONTROLE ESPECIAL

1.ª Via: Farmácia
2.ª Via: Paciente
3.ª Via: Prontuário

IDENTIFICAÇÃO DO EMITENTE

Nome Completo ______________________________

CRO ____________ UF ____________

Endereço Completo e Telefone ____________ nº ______

Telefone: ( )

Cidade ____________ UF ____________

Paciente: ______________________________

Endereço: ______________________________

Prescrição: ______________________________

DATA: ____/____/____

ASSINATURA E CARIMBO

IDENTIFICAÇÃO DO COMPRADOR	IDENTIFICAÇÃO DO FORNECEDOR
Nome: ____________	
Ident. ____________ Órgão Emissor: ____________	
Endereço ____________	
Cidade: ____________ UF ____________	Assinatura do Farmacêutico ____/____/____ Data
Telefone: ____________	

Figura 5.6 – Modelo de receituário especial.

RECIBOS

Os recibos são os documentos odontológicos utilizados, principalmente, para declarar o recebimento dos honorários por serviços prestados. O ideal é que os recibos sejam efetuados em **duas vias**, ou tenham canhoto no qual conste o valor recebido, os dados do pagador e a data do pagamento. Uma via deve ser entregue ao pagador; a outra deve ser arquivada para cumprir as exigências da Receita Federal no que diz respeito à declaração do imposto de renda.

Os recibos devem conter:

- nome completo e número do cadastro de pessoa física (CPF) do paciente e do responsável pelo pagamento;
- valor (numérico e por extenso) do pagamento efetuado;
- identificação, CRO, CPF e carimbo do profissional;
- a data, o local e a assinatura; e
- endereço do pagador (opcional) (Figs. 5.7 e 5.8).

Em 2011, a Receita Federal[8] criou a **declaração de despesas médicas**, a ser preenchida pelos profissionais, no ato da declaração do imposto de renda, e pelos pacientes que queiram deduzir essas despesas do imposto devido. Nessa declaração devem constar as devidas identificações pessoais (ou de pessoa jurídica) e os valores referidos, tanto no ato do preenchimento pelo profissional quanto pelo responsável pelo pagamento. A Receita Federal faz o cruzamento dessas informações a fim de melhorar a fiscalização sobre a emissão de falsos recibos pelos profissionais de saúde.

Além de um problema com a fiscalização tributária, a emissão de um recibo falso, feita de forma graciosa ou comercial em favor de solicitações pessoais, também constitui **infração ética** passível de punição pelo CRO. Como o recibo atesta a ocorrência de um fato, responde às mesmas regras de emissão de atestados odontológicos.

RECIBO R$ 000000

Recebi do Sr. (NOME DO PAGADOR), documento nº 00000000000, a quantia de (VALOR POR EXTENSO) correspondente a (RAZÃO DO PAGAMENTO - exemplo: serviços odontológicos prestados em: NOME DO PACIENTE).

Cidade, (dia) de (mês) de (ano).

Assinatura, CPF e carimbo do profissional.

Figura 5.7 – Exemplo de recibo do tipo talonário.

```
Recebi do Sr. (NOME DO PAGADOR), CPF nº 00000000000, a quantia de R$ (VALOR NUMÉRICO
SEGUIDO DE VALOR POR EXTENSO) referente ao tratamento odontológico realizado no mês (------------).

OBS: Se o tratamento for de dependente, informar que se refere ao tratamento prestado ao
dependente (NOME DO PACIENTE).

                                                    Cidade, (dia) de (mês) de (ano).

                                                    Assinatura, CPF e carimbo do profissional.
```

Figura 5.8 – Exemplo de recibo fornecido em receituário odontológico.

ENCAMINHAMENTOS

Os encaminhamentos odontológicos são utilizados pelos profissionais para indicar e solicitar a realização de procedimentos ou a resolução de casos não relacionados à sua especialidade.

O documento de encaminhamento deve conter a identificação completa do profissional que está encaminhando e do paciente, além da especificação do tipo de tratamento a ser realizado. Recomenda-se evitar o encaminhamento para um profissional específico, pois esse ato gera **corresponsabilidade pelo tratamento** executado pelo profissional indicado. Caso seja necessário, recomenda-se indicar pelo menos dois profissionais de confiança. O ideal é que seja facultada ao paciente a escolha do profissional para executar o procedimento.

O acompanhamento e a vigilância da continuidade do tratamento do paciente pelo outro profissional são de **responsabilidade do cirurgião-dentista que encaminhou**, o qual deve averiguar, com frequência, se o paciente está realizando os procedimentos solicitados, alertando-o sobre as consequências da não execução.

O encaminhamento deve ser redigido em duas vias e assinado pelo paciente (Fig. 5.9).

```
EXEMPLO DE TEXTO DE
ENCAMINHAMENTO

Caro colega: encaminho o Sr. _____ para _____
(especificação do procedimento: endodontia, exodontia, avaliação) dos
dentes _____ (enumerar os dentes). (Local, data, assinatura e
carimbo do profissional, assinatura do paciente atestando o recebimento – na
2ª via ou em caderno de protocolo).
```

Figura 5.9 – Modelo de texto de encaminhamento.

CARTAS DE RETORNO

As cartas de retorno (Fig 5.10) são uma ferramenta importante para respaldar o cirurgião-dentista nos casos de abandono de tratamento por parte dos pacientes. Assim como nos casos de encaminhamentos externos, cabe ao profissional a vigilância e o cuidado em relação à continuidade do tratamento do paciente em seu estabelecimento. Esse paciente deve ser constantemente alertado sobre as consequências de sua ausência às consultas ou da interrupção deste tratamento.

Em caso de **pacientes faltosos**, é recomendado ao cirurgião-dentista que registre em prontuário todas as tentativas de contato telefônico, anotando:

- número discado;
- data e hora da tentativa;
- identificação da pessoa com quem falou, com o grau de parentesco ou relacionamento com o paciente; e
- teor da conversa.

Depois de algumas tentativas frustradas, devidamente anotadas em prontuário, recomenda-se que o profissional envie uma carta registrada com aviso de recebimento (AR), na qual constem as consequências para a saúde do paciente geradas pela ausência ou pelo abandono do tratamento. **A ciência desses riscos pelo paciente transfere para ele a responsabilidade civil por seus atos.** Deve-se arquivar uma cópia de tal documento, assim como a comprovação de envio e de recebimento.

O não comparecimento do paciente após as devidas tentativas de retorno pelo profissional caracterizará abandono de tratamento por parte do paciente.

EXEMPLO DE TEXTO PARA CARTA DE RETORNO OU CHAMAMENTO DE PACIENTES FALTOSOS

Prezado _____: tendo em vista sua ausência constante e injustificada nas inúmeras consultas agendadas, e embora tenhamos realizado diversos contatos telefônicos pelo número (__) _____, falando com _____, sem obter o retorno desejado, estamos realizando esse contato por carta, requerendo que Vossa Senhoria entre em contato com este estabelecimento de saúde, EM CARÁTER DE URGÊNCIA, por meio do telefone (__) _____, de segunda a sexta-feira, das ___ às ___ horas, para que possamos agendar uma consulta e dar continuidade ao tratamento iniciado em ___/___/___.

Ressaltamos a importância de seu comparecimento, uma vez que sua ausência poderá acarretar os seguintes problemas à sua saúde: _____. Esclarecemos que o seu não comparecimento após esse contato caracterizará o abandono do tratamento, situação na qual este profissional exime-se de qualquer responsabilidade.

Sem mais para o momento, aguardamos seu pronto retorno para dar continuidade ao tratamento e esclarecer quaisquer dúvidas.

Figura 5.10 – Modelo de texto para carta de retorno.

ORIENTAÇÕES E RECOMENDAÇÕES

As orientações e as recomendações mais comuns nos consultórios odontológicos são as instruções de higiene oral e técnicas de escovação, recomendações pré e pós-operatórias, além de esclarecimentos sobre assuntos como implantodontia, ortodontia, endodontia, periodontia, próteses, pediatria, clareamento dental e outros procedimentos.

O cirurgião-dentista é responsável tanto pelas informações prestadas ao paciente no decorrer de seu atendimento quanto por informações constantes em fôlderes explicativos distribuídos pelo profissional (*marketing* informativo).

É obrigação profissional **educar para os cuidados de rotina em saúde bucal**. Se um paciente tiver consultado e se tratado com um profissional e, após um período, perder um elemento dentário por problema periodontal decorrente de falta de higiene, ele pode alegar nunca ter sido orientado sobre esse risco. Em um eventual problema jurídico, o paciente pode querer responsabilizar o profissional por essa perda, e a falta de comprovação das recomendações prestadas pelo profissional pode ser um fator complicador de sua defesa.

Além disso, no plano de tratamento, devem constar as possíveis consequências caso ocorra o abandono do tratamento proposto. O paciente deve conhecê-las antes de iniciar os procedimentos e não apenas na carta de retorno.

LEMBRETE

O ideal é que todo tipo de orientação ou recomendação feita ao paciente seja realizado por escrito, em duas vias, que ele deve assinar dando ciência e atestando o recebimento.

PLANOS DE TRATAMENTO E TERMO DE CONSENTIMENTO LIVRE E ESCLARECIDO

Os planos de tratamento são as opções de conduta clínica oferecidas ao paciente após o diagnóstico de suas condições de saúde bucal. É recomendado e ético que o profissional estabeleça **mais de uma opção de tratamento**.

As possibilidades de atuação do cirurgião-dentista, bem como os procedimentos não realizados pelo profissional, devem constar nos diferentes planos de tratamento oferecidos. As diferenças entre esses planos se referem, basicamente, à aplicação de técnicas ou materiais diversos.

Para cada plano de tratamento proposto, em caso de profissionais liberais, pode ser apresentada uma previsão de honorários, facultando ao paciente decidir pela escolha que lhe convier. O paciente, após tomar sua decisão, deve dar consentimento para a execução do plano.

O Código de Defesa do Consumidor[4] estabelece:

> "O fornecedor de serviços será obrigado a entregar ao consumidor orçamento prévio discriminando o valor da mão de obra, dos materiais e equipamentos a serem empregados, as condições de pagamento, bem como as datas de início e término dos serviços".
> "A oferta e apresentação de produtos ou serviços devem assegurar informações corretas, claras, precisas, ostensivas e em língua portuguesa sobre suas características, qualidades, quantidade, composição, preço, garantia, prazos de validade e origem, entre outros dados, bem como sobre os riscos que apresentam à saúde e à segurança dos consumidores [...]".

Assim, cabe ao cirurgião-dentista, detentor natural do conhecimento odontológico, apresentar os planos de tratamento de forma clara, correta, sem exageros ou omissão de informações relevantes, inclusive os prováveis riscos e benefícios à saúde do paciente.

A escolha e a anuência do paciente deve se dar de maneira espontânea e livre. O **paciente deve ter autonomia na decisão**, podendo escolher a opção que pareça mais adequada à sua condição pessoal. Para exercer essa autonomia, é imprescindível que lhe sejam oferecidas mais de uma opção de atuação. Quando é colocado um único caminho, não é possível o exercício da autonomia.

A **informação** e o **esclarecimento** são o princípio da decisão autônoma. Estar informado não quer dizer, necessariamente, estar esclarecido. O esclarecimento subentende compreensão da informação prestada. Para tal, a linguagem utilizada deve ser compatível com o grau de entendimento do paciente: deve ser clara, simples, objetiva e sem tecnicismos que dificultem a interpretação.

Após a escolha do plano de tratamento a ser executado, o paciente ou seu responsável legal (pai, mãe, tutor, curador ou guardião) deve dar consentimento escrito e assinado para o início do tratamento (Fig. 5.11).

Ainda que o cirurgião-dentista tenha obtido o consentimento primário ou inicial dado pelo paciente, pode haver a necessidade de **consentimentos secundários** se houver qualquer alteração no plano de tratamento. Na necessidade de realizar alterações na terapêutica ou nos materiais de reabilitação a serem utilizados, orienta-se nova anuência formal do paciente, registrada em prontuário, datada e assinada pelo paciente.

A ciência e a compreensão total dos propósitos, riscos, custos e alternativas de tratamento por parte do paciente (ou de seu responsável) tornam-no **corresponsável pelo resultado** do plano de tratamento. A comprovação dessa anuência consciente constitui importante ferramenta de defesa do profissional em casos de litígio judicial.

EXEMPLO DE TEXTO PARA O TERMO DE CONSENTIMENTO LIVRE E ESCLARECIDO

Por este documento por mim assinado, dou pleno consentimento ao Dr. _____ para realizar diagnóstico, planejamento e tratamento em minha pessoa (ou em meu filho, ou dependente), dentro do campo de atuação da odontologia. Autorizo a administração de anestesias locais e a execução de procedimentos clínicos e cirúrgicos conforme o plano de tratamento discutido, compreendido e aprovado por mim. Concordo que todas as radiografias, os modelos, os desenhos, os históricos de saúde, os resultados de exames e quaisquer outras informações referentes ao diagnóstico, ao planejamento e/ou ao tratamento permaneçam sob a sua guarda, e sejam usados respeitando o Código de Ética Odontológica. Atesto que recebi esclarecimentos sobre a garantia de resposta a qualquer pergunta sobre procedimentos, riscos e benefícios do tratamento, e sobre a liberdade de retirar meu consentimento a qualquer momento. Sei também que os planos poderão sofrer alterações, aprovadas por mim, que beneficiem o seu andamento. Declaro ter sido esclarecido sobre os propósitos, os riscos e os custos da prestação dos serviços odontológicos observados no plano de tratamento, explicados a mim nos mínimos detalhes, ter tido todas as minhas dúvidas respondidas, e estar ciente dos resultados buscados, de seus riscos e de possíveis complicações. Após estar devidamente consciente, aceito e autorizo a execução dos procedimentos propostos. Comprometo-me a cumprir com as orientações passadas a mim pelo profissional acima e sua equipe, sabendo que, se não o fizer, estarei, por minha conta e risco, contribuindo para o insucesso do tratamento. Comprometo-me, também, a arcar com os custos e a forma de pagamento estipulados na previsão de honorários. (Local, data, assinatura do paciente ou responsável, assinatura e carimbo do profissional.)

Demonstrativo de Planos de Tratamentos e Consentimento Esclarecido

Opção 1

Problema	Possibilidade De Tratamento	Honorários

Riscos inerentes à opção 1:

Opção 2:

Problema	Possibilidade De Tratamento	Honorários

Riscos inerentes à opção 2:

Opção 3:

Problema	Possibilidade De Tratamento	Honorários

Riscos Inerentes à opção 3:

Opção escolhida:

Tempo previsto para execução:

Formas de pagamento:

Informações adicionais:

Declaro que, após ter sido devidamente esclarecido sobre as opções de tratamento descritas, seus objetivos, riscos, custos e formas de pagamento, aceito e autorizo a execução do tratamento descrito na opção (1, 2 ou 3), comprometendo-me a colaborar para o bom andamento do tratamento cumprindo as orientações passadas pelo profissional e sua equipe, e a arcar com os custos estipulados na previsão de honorários apresentada.

Cidade, (dia) de (mês) de (ano).

Assinatura do paciente ou responsável

Assinatura do Cirurgião Dentista

Figura 5.11 – Exemplo de demonstrativo de planos de tratamento e consentimento livre e esclarecido.

TERMO DE RESPONSABILIDADE POR PAGAMENTO DE HONORÁRIOS DE PRESTAÇÃO DE SERVIÇOS

As atividades do profissional liberal respondem às questões de mercado e, como qualquer outra atividade comercial ou de prestação de serviços, sofrem **inadimplência** por parte de seus consumidores. Assim, algumas manobras podem ser realizadas a fim de diminuir as perdas financeiras.

Além de poder trabalhar com **notas promissórias** assinadas pelo devedor, passíveis de serem utilizadas em uma ação judicial de cobrança, o cirurgião-dentista pode solicitar que o paciente assine um **termo de responsabilidade de pagamento de honorários por prestação de serviços**. Esse termo é uma ferramenta adicional que responsabiliza o paciente e instrumentaliza o cirurgião-dentista nas demandas jurídicas (Fig. 5.12).

Termo de Responsabilidade – Pagamento de Honorários pela prestação de serviços

Eu, (NOME DO PACIENTE OU RESPONSÁVEL), residente e domiciliado na cidade de (nome da cidade), no endereço: Rua (Av) (nome da rua / av) nº00 Bairro (nome do bairro) RG 000000000 e CPF 00000000000 estou consciente e de acordo com o plano de tratamento proposto e os honorários estabelecidos. Pela prestação de serviço fico obrigado a realizar o pagamento pelo tratamento solicitado nas seguintes condições acordadas:

Valor: R$ 0000,00 (valor por extenso)
Condições de pagamento:
    a) _____
    b) _____
    c) _____

O pagamento se refere ao tratamento executado em (NOME DO PACIENTE).

Estou ciente e concordo que se não efetuar os pagamentos adequadamente, como combinado, posso ter meu tratamento suspenso.

Cidade, (dia) de (mês) de (ano).
Assinatura do paciente ou responsável.
Assinatura e carimbo do profissional.

Figura 5.12 – Exemplo de termo de responsabilidade por pagamento de honorários.

CONTRATO DE PRESTAÇÃO DE SERVIÇOS ODONTOLÓGICOS

Conforme especificado anteriormente, a utilização de um contrato de prestação de serviços odontológicos não é obrigatória, uma vez que um prontuário bem elaborado e preenchido já constitui um acordo de vontades e obrigações de força jurídica contratual.

Para conhecimento do leitor, disponibiliza-se aqui o **modelo de contrato apresentado pelo CFO** (Fig. 5.13).[9]

CONSIDERAÇÕES FINAIS

LEMBRETE

O profissional deve construir uma rotina de trabalho organizada e responsável. A pressa, a falta de conhecimento e a desorganização geram consequências desastrosas no desempenho da profissão.

É muito importante que o cirurgião-dentista conheça seus direitos e deveres e trabalhe com responsabilidade técnico-científica, elaborando uma boa documentação comprobatória. Essa é a melhor maneira de o profissional se respaldar perante problemas éticos e jurídicos.

O modo de trabalho e a construção da documentação são ações interligadas e complementares. Assim, cabe ao profissional conhecer os aspectos técnicos, científicos e legais que envolvem suas atividades laborais, evitando sofrer problemas éticos e judiciais no decorrer de sua carreira profissional.

EXEMPLO DE CONTRATO DISPONIBILIZADO PELO CFO

CONTRATO DE PRESTAÇÃO DE SERVIÇOS ODONTOLÓGICOS

Pelo presente instrumento particular de contrato de prestação de serviços odontológicos, os contratantes, de um lado, _____(NOME DO CIRURGIÃO DENTISTA), RG _____, CRO-UF _____, com consultório à _____ (ENDEREÇO COMPLETO DO ESTABELECIMENTO), doravante denominado simplesmente cirurgião-dentista e, do outro lado, _____(NOME DO PACIENTE OU RESPONSÁVEL), RG _____, CPF _____, residente à _____(ENDEREÇO COMPLETO DO PACIENTE), doravante denominado simplesmente paciente ou responsável pelo paciente _____ (NOME DO PACIENTE MENOR OU INCAPAZ), têm entre si justo e contratado, na melhor forma do direito as seguintes condições:

Cláusula Primeira – Do Objetivo
O objetivo do presente contrato constitui-se na prestação de serviços odontológicos, pelo cirurgião-dentista ao paciente, no endereço do seu consultório acima grafado ou em outro local indicado pelo profissional desde que previamente notificado o paciente, de acordo com o plano de tratamento aprovado e constante do prontuário odontológico do paciente, que passa a fazer parte deste contrato como anexo seu.

Cláusula Segunda – Do Valor e do Pagamento dos Honorários
O valor total dos honorários profissionais, relativos aos serviços odontológicos prestados, é de R$ _____(VALOR POR EXTENSO), e seu pagamento deverá ser realizado nas datas indicadas no orçamento apresentado e aprovado que passa a fazer parte deste contrato como anexo seu.
§ 1º – O valor dos honorários, ora estipulado, poderá sofrer alteração, caso seja necessário modificar o plano de tratamento inicialmente aprovado, em face da constatação de questões técnicas ou outras intercorrências que inviabilizem sua execução, sendo necessário que as partes acordem, formalmente, os novos valores ajustados;
§ 2º – Os pagamentos vencidos e efetuados fora dos prazos previstos estarão sujeitos a atualização monetária e a multa de mora de 2% (dois por cento) e juros de 1% (um por cento) ao mês.

Cláusula Terceira – Das Garantias
O paciente foi devidamente informado sobre propósitos, riscos e alternativas de tratamento, bem como que a Odontologia não é uma ciência exata e que os resultados esperados, a partir do diagnóstico, poderão não se concretizar em face da resposta biológica do paciente e da própria limitação da ciência.

Cláusula Quarta – Das Obrigações do Cirurgião-Dentista
O cirurgião-dentista se compromete a utilizar as técnicas e os materiais adequados à execução do plano de tratamento aprovado, assumir a responsabilidade pelos serviços prestados, resguardar a privacidade do paciente e o necessário sigilo, bem como zelar por sua saúde e dignidade.

Cláusula Quinta – Das Obrigações do Paciente ou seu Responsável
O paciente ou seu responsável se compromete a seguir rigorosamente as orientações do cirurgião-dentista, comunicando imediatamente qualquer alteração em decorrência do tratamento realizado, comparecer pontualmente às consultas marcadas, justificando as faltas com antecedência mínima de ___ horas.
Parágrafo Único – As faltas não justificadas, conforme preceitua a cláusula quinta, serão cobradas no valor correspondente a uma consulta.

Cláusula Sexta – Da Duração do Contrato
O presente contrato tem duração pelo período necessário para realização do tratamento, conforme informado no plano de tratamento aprovado, desde que o paciente compareça às consultas previamente agendadas.

Cláusula Sétima – Da Rescisão
Este contrato poderá ser rescindido a qualquer tempo, por qualquer das partes, sendo neste caso cobrados os valores relativos aos trabalhos efetivamente realizados, mesmo que não totalmente concluídos.
§ 1º – Será caracterizado o abandono do tratamento quando o paciente faltar a três consultas consecutivas, ou se ausentar, sem justificativa do consultório, por mais de quarenta e cinco dias, sendo neste caso considerado o contrato rescindido por iniciativa do paciente.
§ 2º – O paciente desde já se declara ciente de que o abandono do tratamento poderá acarretar prejuízos à sua saúde, inclusive com agravamento do estado inicial, não sendo necessária nova chamada do paciente para que o abandono fique caracterizado.

Cláusula Oitava
Para dirimir quaisquer dúvidas sobre o presente contrato fica eleito o foro da cidade de (NOME DA CIDADE), com exclusão de qualquer outro por mais privilegiado que seja.
E por estarem de acordo com as condições acima descritas, assinam o presente contrato, em duas vias de igual teor, na presença de duas testemunhas, para que produza todos os efeitos legais.

_____
Local e data

_____   _____
Assinatura do paciente ou seu responsável   Assinatura do cirurgião-dentista

_____   _____
Testemunha 1   Testemunha 2

Figura 5.13 – Modelo de contrato de prestação de serviços odontológicos.
Fonte: Adaptado de Brasil.[9]

6

Atuação do odontolegista

Cléa Adas Saliba Garbin
Ana Paula Dossi de Guimarães Queiroz

A atuação do cirurgião-dentista não se restringe apenas ao exame e ao diagnóstico das doenças bucais e seus tratamentos. Dentre suas atividades, destaca-se a sua **obrigação social para com o direito e a justiça**, fornecendo, por meio de perícias, as provas que podem determinar idade e sexo, identificar pessoas vivas e mortas, detectar criminosos, entre outros aspectos legais.[1]

É importante esclarecer que qualquer profissional pode ser requisitado para tais avaliações. No entanto, o especialista em odontologia legal possui formação mais ampla e direcionada a essa finalidade, já que a realização de perícias exige conhecimento prático e teórico especializado que vai além daquele ministrado nos cursos de graduação.

As áreas de competência para o especialista em odontologia legal incluem:

- identificação humana;
- perícia em foro civil, criminal e trabalhista;
- perícia em área administrativa;
- perícia, avaliação e planejamento em infortunística;
- tanatologia forense;
- elaboração de autos, laudos, pareceres, relatórios e atestados;
- traumatologia odontolegal;
- balística forense;
- perícia logística no vivo ou no morto, íntegro ou em suas partes e fragmentos;
- perícia em vestígios correlatos, inclusive de manchas ou líquidos oriundos da cavidade bucal ou nela presentes;
- exames por imagem para fins periciais;
- deontologia odontológica;
- orientação odontolegal para o exercício profissional;
- exames por imagens para fins odontolegais.

OBJETIVOS DE APRENDIZAGEM

- Conhecer as atribuições e os limites de atuação do especialista em odontologia legal
- Caracterizar as funções do odontolegista nas áreas civil, criminal, trabalhista e administrativa

> **SAIBA MAIS**
>
> **A Resolução CFO n° 63 define:**[2]
>
> Art. 63. Odontologia Legal é a especialidade que tem como objetivo a pesquisa de fenômenos psíquicos, físicos, químicos e biológicos que podem atingir ou ter atingido o homem, vivo, morto ou ossada, e mesmo fragmentos ou vestígios, resultando lesões parciais ou totais reversíveis ou irreversíveis. Parágrafo único. A atuação da Odontologia Legal restringe-se à análise, perícia e avaliação de eventos relacionados com a área de competência do cirurgião-dentista, podendo, se as circunstâncias o exigirem, estender-se a outras áreas, se disso depender a busca da verdade, no estrito interesse da justiça e da administração.

PERÍCIAS E PERITOS

A perícia representa um conjunto de exames e avaliações realizados por pessoas habilitadas e de grande conhecimento técnico-científico a respeito do seu objeto, com a finalidade de esclarecer dúvidas sobre determinado fato.

A manifestação do perito pode se dar por relatório, auto, laudo, parecer e atestado. O **relatório pericial** é o registro de todos os fatos de natureza específica, de caráter permanente, pertinentes a uma perícia. Caso o relatório seja ditado diretamente ao escrivão, na presença de testemunhas, este será denominado **auto**; se for redigido pelos peritos após suas investigações e consultas a tratados especializados, receberá o nome de **laudo**. O **parecer** é a formalização escrita de uma opinião emitida por um profissional especialista sobre determinado fato. Já o **atestado** consiste em um documento que contém a descrição de um fato odontológico e suas possíveis consequências.

As partes que compõem o relatório da perícia são descritas no Quadro 6.1. Os diferentes tipos de peritos são apresentados no Quadro 6.2.

Perito

Profissional que possui conhecimento a respeito de determinada área e cuja função é realizar exames técnicos para o esclarecimento de dúvidas acerca de fato, ato, objeto ou pessoa submetidos à perícia.

QUADRO 6.1 — Partes que compõe o relatório de perícia

Preâmbulo	Identificação dos peritos, qualificação da autoridade que requereu e da que determinou a perícia, qualificação do examinado, local, hora, data e finalidade da perícia.
Quesitos	Questões sobre as quais se pede esclarecimento ao perito. Nas ações penais, estão previamente formulados (quesitos oficiais).
Histórico	Registro das informações colhidas a respeito de detalhes e circunstâncias capazes de esclarecer a perícia.
Descrição	Reprodução fiel, com exposição detalhada, dos exames e das técnicas empregadas e de tudo o que foi observado pelos peritos.
Discussão	Fase em que os peritos externam suas opiniões.
Conclusões	Tudo o que foi diagnosticado e concluído pela perícia.
Respostas aos quesitos	Respostas dos peritos aos quesitos formulados inicialmente.

QUADRO 6.2 – Classificação dos peritos

Oficiais	Investidos em cargos públicos, por meio de concursos de provas e títulos.
Louvados ou nomeados	Pessoas idôneas, com aptidão técnica, nomeadas nos casos em que inexistam peritos oficiais.
Assistentes técnicos	Pessoas nomeadas pelas partes que, mediante homologação judicial, fiscalizam a atuação dos peritos responsáveis.
Avaliadores ou auditores	Atuam nos casos de perícias administrativas, mas não são considerados peritos "clássicos", pois não são auxiliares técnicos da Justiça.[3]

Há uma particularidade em cada área de atuação. Diferentemente do âmbito penal, o âmbito civil não dispõe de peritos oficiais; dispõe de perito do juízo e de assistentes técnicos das partes, cujos honorários são de responsabilidade destas.[4]

Entre as **qualidades** que o odontolegista deve possuir,[5] destacam-se:

- boa capacidade de observação;
- conhecimento do assunto periciado;
- capacidade de interpretação;
- autonomia e independência;
- raciocínio do simples para o complexo;
- clareza para redigir;
- capacidade de produzir laudo explicativo e elucidativo;
- capacidade de buscar auxílio;
- respeito à dignidade e aos direitos humanos; e
- autoridade técnica para não realizar perícias na presença de agentes do poder repressor.

A seguir, será discutida a atuação do especialista em odontologia legal nas áreas civil, criminal, trabalhista e administrativa.

ÁREA CIVIL

Na área civil, o odontolegista pode atuar em diversas situações, como:

- ações que tratam da responsabilidade civil;
- acidentes e agressões que resultem em danos à face;
- casos em que é necessária a estimativa de idade para finalidade civil e a identificação nas relações de parentesco (sucessões);
- arbitramento judicial de honorários profissionais; e
- exclusão de paternidade.

O direito civil tem por objetivo regulamentar as relações entre as pessoas e as questões pertinentes ao patrimônio. A **responsabilidade civil na odontologia** vem sendo amplamente discutida em razão do significativo número de casos de ações envolvendo cirurgiões-

-dentistas, seja por culpa do profissional, seja por má-fé dos pacientes. Nesse sentido, o trabalho do perito é verificar se o procedimento realizado está de acordo com as técnicas científicas, se houve culpa do profissional, se ocorreu erro por parte deste, entre outros aspectos.

O perito pode, ainda, ser requisitado para examinar **vítimas de acidentes ou de agressões** em que a face foi afetada. Essas situações podem acarretar ação por danos morais e materiais no âmbito civil e também um processo no foro penal, uma vez que podem vir a caracterizar crime de lesão corporal.

Algumas situações exigem que o odontolegista aplique seus conhecimentos com a finalidade de estabelecer ou **confirmar a idade de pessoas vivas**, como, por exemplo, em casos em que o sujeito da investigação não possui documentos ou sequer registro civil. Mesmo parecendo incomum, não são raros os casos de pessoas juridicamente inexistentes. A falta de documentação impossibilita alguns atos, como aposentadoria, casamento, adoção e sucessões.

Nos casos de **cobrança judicial dos honorários profissionais** por cirurgião-dentista a seu paciente, poderá o odontolegista ser chamado a atuar caso o paciente, então devedor, discorde dos valores apresentados na ação. Nessas situações, cabe ao perito analisar o tratamento realizado e atribuir-lhe valor, levando em conta o local, os preços cobrados no mercado, o custo para a confecção do trabalho, o tempo gasto para sua execução, o grau de dificuldade, entre outros fatores.

A exclusão de paternidade por meio de exame comparativo da cavidade bucal somente é realizada quando há impossibilidade de fazer o exame de DNA. Esse teste só é resolutivo nos casos de doenças transmitidas geneticamente para a cavidade bucal, porque foge à competência do odontolegista a prática do exame de DNA para comprovar filiação. O profissional somente pode proceder à exclusão de paternidade mediante comparações do suposto pai com o pretenso filho naqueles casos em que existam doenças transmitidas geneticamente e que acometam a boca.

> **ATENÇÃO**
>
> Falsa perícia é crime, e o perito pode responder pela sua conduta nos âmbitos civil e penal.

SAIBA MAIS

Código de Processo Civil[6]
Art. 147. O perito que, por dolo ou culpa, prestar informações inverídicas responderá pelos prejuízos que causar à parte, ficará inabilitado, por dois anos, a funcionar em outras perícias e incorrerá na sanção que a lei penal estabelecer.

Código Penal[7]
Art. 342. Fazer afirmação falsa, ou negar ou calar a verdade como testemunha, perito, contador, tradutor ou intérprete em processo judicial, ou administrativo, inquérito policial, ou em juízo arbitral:
Pena – reclusão, de um a três anos, e multa.
§ 1º As penas aumentam-se de um sexto a um terço, se o crime é praticado mediante suborno ou se cometido com o fim de obter prova destinada a produzir efeito em processo penal, ou em processo civil em que for parte entidade da administração pública direta ou indireta.
§ 2º O fato deixa de ser punível se, antes da sentença no processo em que ocorreu o ilícito, o agente se retrata ou declara a verdade.

ÁREA TRABALHISTA

Algumas atividades são altamente **insalubres e perigosas**, expondo seus executores a várias enfermidades e ao constante risco de morte. De modo geral, as condições de trabalho interferem também na saúde bucal dos trabalhadores, podendo desencadear vários agravos, como acidentes envolvendo a face.

Também podem ocorrer manifestações bucais decorrentes da exposição a determinadas substâncias químicas, como chumbo e mercúrio, que podem levar a inflamação, perda dentária, xerostomia, pigmentação, ulceração, entre outros problemas. Diante de todas essas possibilidades que prejudicam a saúde do trabalhador, o especialista em odontologia legal pode ser requisitado a atestar que a enfermidade presente foi adquirida em decorrência da atividade laboral exercida.

ÁREA CRIMINAL

O trabalho do odontolegista no foro penal é fundamental principalmente nos casos de **identificação**, quando não são possíveis o reconhecimento visual ou a identificação dactiloscópica. Ele pode realizar perícia *post mortem* ou *in vivo*.

IDENTIFICAÇÃO E CONSTATAÇÃO POST MORTEM

As atribuições do odontolegista compreendem:

- identificar corpos quando os métodos visual e dactiloscópico não podem ser realizados;
- realizar perícias antropológicas em crânios esqueletizados para determinação da espécie animal, estimativa do sexo, idade, estatura e biótipo.

Didaticamente, a perícia odontolegal para identificação pode ser dividida em três etapas (Quadro 6.3).[5]

A identificação pós-morte é, sem dúvida, o ramo mais popular da odontologia legal. A literatura apresenta vários casos em que a atuação do odontolegista foi fundamental para o esclarecimento de dúvidas acerca da identidade de pessoas falecidas. Isso se deve ao fato de os dentes serem altamente resistentes à ação do fogo, dos ácidos e da putrefação.

QUADRO 6.3 – Etapas da perícia odontolegal para identificação

Exame do cadáver	Envolve a análise de todos os aspectos odontológicos presentes nos remanescentes dentários e nas demais estruturas do complexo bucomaxilofacial do examinado, como lesões de cárie, restaurações, próteses, tratamentos endodônticos, entre outros aspectos.
Análise da documentação odontológica	Fase na qual são avaliadas as informações contidas em prontuários, fichas clínicas, radiografias, modelos de gesso, fotografias, entre outros documentos.
Confronto das informações	Fase final, em que todos os dados observados nas etapas anteriores são comparados, considerando-se a mesma região ou estrutura anatômica. Nesta etapa, as divergências e coincidências são analisadas para associar o corpo à pessoa que se espera identificar, ou para descartar essa hipótese.

Os procedimentos para realizar tal identificação são muito variados e utilizam a **metodologia comparativa**, ou seja, as informações e os registros anteriores à morte são confrontados com os dados encontrados no cadáver ou nas partes do corpo.

A **identificação pelo crânio**, realizada a partir do crânio esqueletizado, tem por finalidade identificar o indivíduo e determinar a espécie, o sexo, a idade e a estatura do animal a que pertencia o crânio. Apesar de existirem relatos da utilização dos dentes no processo de identificação já na época antiga, a odontologia legal teve sua evidência maior na França, em 1867, quando o médico cubano Oscar Amoedo identificou 126 pessoas carbonizadas em um incêndio utilizando o método de **identificação pelos dentes**, por meio da comparação de arcos dentários com as informações dos cirurgiões-dentistas das vítimas. Desde então, esse método vem sendo utilizado com muita frequência, e às vezes é a única opção.

Para a realização da perícia que identificará os cadáveres por comparação dos dentes, é fundamental que o odontolegista tenha em mãos uma **documentação completa e atualizada**. Para isso, no momento em que o cirurgião-dentista realiza o atendimento ao paciente, deve registrar no prontuário odontológico a condição inicial e todos os procedimentos realizados na cavidade bucal. Esse processo é importante não só para um acompanhamento adequado do tratamento, mas também para fornecer subsídios para uma possível identificação pós-morte.

A **rugoscopia palatina** é considerada uma técnica alternativa para a identificação odontolegal, podendo ser aplicada nos casos em que os dentes estão ausentes. Vários são os métodos de classificação propostos para as rugas dispostas no palato. A técnica para determinação do formato e a classificação das rugas palatinas pode ser realizada por meio da análise de modelo de gesso obtido pela moldagem do indivíduo, bem como pelo uso de fotografia do palato.

Além dos métodos já descritos no texto, outras técnicas podem ser empregadas para a identificação. É o caso da **queiloscopia**, que é a análise das impressões labiais, e do **exame de DNA**, método

---

Rugoscopia palatina

Estudo por meio do qual se identifica uma pessoa pelas rugas palatinas, de acordo com sua forma, tamanho e disposição.

introduzido na odontologia legal recentemente e que vem sendo utilizado cada vez mais. Provavelmente essa larga utilização esteja associada ao fato de os dentes serem altamente resistentes e conservarem o material genético para o exame, mesmo que submetidos a condições adversas. A saliva também serve como doadora para o exame de DNA, e tem a vantagem de ser coletada de forma não invasiva.

IDENTIFICAÇÃO E CONSTATAÇÃO IN VIVO

As **atribuições** do odontolegista na identificação do vivo compreendem:

- comparar dentadas ou mordeduras na vítima ou no agressor;
- estimar a idade de delinquentes e vítimas, quando esta não está comprovada;
- examinar a saliva para determinar estado de embriaguez alcoólica;
- avaliar acidentes em que a face é atingida;
- constatar lesões corporais decorrentes de agressão física;
- constatar lesões corporais resultantes de erro durante tratamento odontológico; e
- proceder às demais identificações humanas.

A atuação do odontolegista nos IMLs não se restringe à identificação de corpos. Pelo contrário, **a maioria dos trabalhos é constituída de perícias em vivos**, ou seja, nas lesões que estes possam apresentar, por exemplo, em situações de violência interpessoal que envolvem a face.

São muitos os relatos literários que demonstram a resolução de crimes pela identificação das marcas de mordida deixadas nos corpos das vítimas, principalmente em crimes sexuais. Em relação à perícia de manchas e objetos, o odontolegista faz o diagnóstico diferencial entre manchas de saliva e demais fluidos corporais, além de identificar dentadas ou mordeduras em alimentos para posterior comparação com os arcos dentários do suspeito.

> **SAIBA MAIS**
>
> Alguns criminosos, não satisfeitos em praticar delitos, resolvem fazer a refeição no local do crime; assim, mordem pedaços de queijo, doces ou frutas e deixam nesses alimentos as impressões dentais, que podem vir a identificá-los.

SEDE ADMINISTRATIVA

Os **planos odontológicos** são uma realidade, e atualmente é muito comum o cirurgião-dentista ser filiado a algum desses sistemas. Para a realização de alguns procedimentos, é necessária a confirmação do plano de tratamento proposto pelo profissional.

Assim, o paciente deve submeter-se à avaliação prévia de um especialista, o **auditor**, que tem a função de verificar se o tratamento em questão é apropriado para o caso, se o convênio arcará com suas despesas e, posteriormente, se o plano foi cumprido. Nesses casos,

> ## SAIBA MAIS
>
> **A Resolução CFO nº 20[8] conceitua a função de auditor e especifica suas atribuições**
> Art. 4º Considera-se auditor o profissional concursado ou contratado por empresa pública ou privada que preste serviços odontológicos e necessite de auditoria odontológica permanente para verificação da execução e da qualidade técnica-científica dos trabalhos realizados por seus credenciados.
> Art. 5º São atribuições específicas do auditor seguir as normas técnicas administrativas da empresa em que presta serviço, observar se tais normas estão de acordo com os preceitos éticos e legais que norteiam a profissão do cirurgião-dentista, recusando-se a cumpri-las caso estejam em desacordo com o Código de Ética Odontológica:
> § 1º Aplicar medidas técnicas e administrativas que visem corrigir a cobrança de procedimentos odontológicos indevidos ou equivocados com avaliação da exatidão e procedência dos valores e serviços apresentados para o pagamento (auditoria corretiva).
> § 2º Efetuar auditoria prévia, quando a empresa assim o determinar, e analisar o plano de tratamento proposto inicialmente, guardando cópia em arquivo próprio.
> § 3º Efetuar auditoria final, verificando se o resultado, proposto inicialmente no plano de tratamento, foi alcançado.
> § 4º Assessorar a operadora em todas as questões legais e administrativas, que se relacionam com o programa de assistência odontológica, e analisar críticas, reclamações, sugestões, reivindicações dos usuários, das operadoras e da rede prestadora (elo técnico administrativo).

não é necessário ser um especialista em odontologia legal, mas esse profissional também pode atuar neste ramo.

CONSIDERAÇÕES FINAIS

O odontolegista, incontestavelmente, é um membro essencial para a odontologia, o direito e a administração da Justiça, atuando não somente na identificação de corpos ou ossadas, ramo mais popular da carreira, mas também em vários outros setores.

A odontologia legal apresenta um campo de trabalho amplo, uma vez que não são raras as situações em que este profissional é requisitado, como desastres em massa, agressões e acidentes que comprometem a face, ou demandas envolvendo cirurgiões-dentistas e pacientes, em que a atuação deste profissional é, por vezes, necessária.

Vale observar a importância da realização das perícias por especialistas, pois estes têm a qualificação adequada para tal procedimento. No entanto, o clínico deve estar preparado para realizá-las, pois, em algumas situações, poderá ser requisitado para esse fim.

7

Violência e saúde

Cléa Adas Saliba Garbin
Lenise Patrocínio Pires Cecílio

A violência é um fenômeno mundial de grande magnitude, um **grave problema de saúde pública** responsável por altas taxas de mortalidade e morbidade, associadas a inúmeras consequências físicas, emocionais, sociais e econômicas. Tem sido um fato habitual na nossa sociedade, que afeta diferentes grupos sociais e etários em uma multiplicidade de manifestações, apresentando caráter universal.

Dentre os tipos mais comuns de violência, destacam-se os seguintes:

- **Doméstica ou intrafamiliar** – cometida dentro ou fora do lar, por pessoas que estejam em situação de poder em relação à pessoa agredida, dentro de um núcleo familiar, ainda que não tenham laços de sangue. É praticada por membros da família ou por pessoas com laços de afinidade ou afetividade. Acomete, mais frequentemente, mulheres, crianças e idosos.
- **Delinquencial** – acomete toda a sociedade, principalmente nos grandes centros urbanos, e caracteriza-se por atos de caráter criminal.
- **De gênero** – violência sofrida por um indivíduo por ser de determinado gênero, sem distinção de outras características, como raça, classe social ou religião. É mais comumente associada à figura feminina e utilizada como sinônimo de violência contra a mulher.
- **Institucional** – cometida no seio da relação entre servidores de instituições públicas ou privadas (saúde, justiça, assistência social) e seus usuários.
- **Moral** – ação destinada a caluniar, difamar ou manchar a honra ou a reputação de um indivíduo.
- **Patrimonial ou financeira** – atos que impliquem danos, subtração ou perda de objetos, documentos pessoais ou bens e valores. Comumente acomete idosos, que têm sua aposentadoria ou bens subtraídos por cuidadores, familiares ou não.

OBJETIVOS DE APRENDIZAGEM

- Conhecer os tipos de violência mais comuns
- Reconhecer os sinais de violência nos pacientes
- Atuar de maneira a prevenir casos de violência

Violência

Toda conduta de um ou mais indivíduos que, por ação ou omissão, promova danos físicos, psicológicos, constrangimento, limitações, perdas patrimoniais, sofrimento, morte ou perturbação do bem-estar de outro indivíduo, grupo, sociedade ou nação.

SAIBA MAIS

Embora a violência seja constantemente associada à força física, existem outras formas de praticá-la. Dentre estas, destacam-se as violências sexual, psicológica, negligencial e financeira.

No Brasil, a violência representa a **terceira causa geral de óbitos**, a primeira entre adolescentes e adultos. Em 2004, aproximadamente 90 bilhões de reais (valor equivalente a 5% do produto interno bruto brasileiro) foram gastos de forma direta, na assistência às vítimas de violência, e indireta, na reparação dos danos causados pela violência.

Além de ser uma prioridade nas áreas da justiça, da educação, da assistência social e da segurança, o enfrentamento da violência alcançou grande destaque na área da saúde nas últimas décadas. E, nesse contexto, a **odontologia** tem grande responsabilidade, por atuar na região mais comumente atingida por arroubos violentos interpessoais: a face.

São atos que constituem **violência negligencial contra menores, incapazes e idosos**:

- deixar vacinas em atraso;
- não cuidar dos problemas de saúde;
- perder documentos importantes (certidão de nascimento, cartões de saúde);
- não levar às consultas médicas ou odontológicas;
- não providenciar as medicações ou as orientações prescritas pelo médico ou cirurgião-dentista;
- negar cuidado ou supervisão adequados aos riscos cotidianos – quedas, queimaduras, choques, exposição solar, envenenamentos ou intoxicações, acidentes domésticos;
- não alimentar;
- não higienizar;
- não vestir de maneira adequada às condições ambientais;
- não matricular ou não levar à escola;
- isolar socialmente;
- deixar sozinho em casa; e
- abandonar.

Muitos casos de violência ocorrem cotidianamente dentro dos lares, e levam tempo demais para chegar ao conhecimento das autoridades. Esse fato se torna mais assustador quando se pensa nas inúmeras mulheres, crianças, pessoas com deficiência e idosos que sofrem calados, sendo incapazes de agir perante tal situação. Diante dessa realidade, a responsabilidade dos profissionais da saúde se torna ainda maior.

RESPONSABILIDADE DOS PROFISSIONAIS DE SAÚDE

LEMBRETE

O profissional de saúde deve conhecer a epidemiologia da violência: os grupos vulneráveis, as características comportamentais das vítimas silenciosas e as marcas deixadas pelo agressor.

Para atuar de maneira efetiva sobre a violência, o profissional deve estar apto a **reconhecer os casos velados** que acometem as pessoas que buscam por atendimento. Muitas vezes, a pessoa busca ajuda de forma repetida para problemas de saúde relacionados à convivência em um ambiente violento, mas sem relatar, de maneira clara, a ocorrência desses episódios.

Todas as pessoas podem ser autoras ou vítimas de violência. No entanto, as vítimas mais comuns são crianças, adolescentes, mulheres, idosos, homossexuais e pessoas com deficiências físicas ou problemas mentais.

Além do reconhecimento do problema, cabe ao profissional de saúde a **notificação dos casos às autoridades**. A legislação que trata da obrigatoriedade da notificação está detalhada no Quadro 7.1.

Nem sempre há condições de confirmar, dentro de um serviço de saúde, a ocorrência de violência; no entanto, ao **comunicar a suspeita**, o profissional contribui para que as autoridades competentes o façam. Não cabe aos profissionais de saúde a investigação da ocorrência, e sim a prevenção, o atendimento e a notificação da violência.

LEMBRETE

A obrigatoriedade da notificação não se refere apenas aos casos confirmados de violência, mas também aos casos de que o profissional tenha suspeitado.

QUADRO 7.1 – Legislação referente à notificação de violências no Brasil

LEGISLAÇÃO	CONTEÚDO
Lei das Contravenções Penais[1]	O art. 66 do Decreto-Lei nº 3.688, de 3 de outubro de 1941, reza que é crime o médico, ou qualquer profissional que exerça profissão sanitária, deixar de comunicar à autoridade competente a ocorrência de um crime de que tenha conhecimento por meio do exercício laboral.
Estatuto da Criança e do Adolescente[2] (ECA)	Criado por meio da Lei nº 8.069, de 13 de julho de 1990, prevê como infração administrativa "deixar o médico, professor ou responsável por estabelecimento de atenção à saúde e do ensino fundamental, pré-escola ou creche, de comunicar às autoridades competentes os casos de que tenha conhecimento, envolvendo suspeita ou confirmação de maus tratos contra a criança ou o adolescente".
Portaria MS/GM nº 737[3]	De 16 de janeiro de 2001, cria a Política Nacional de Redução da Morbimortalidade por Acidentes e Violências.
Portaria MS/GM nº 1.968[4]	Criada em 2001, torna compulsória a notificação, aos conselhos tutelares, à vara da infância e da juventude e/ou às autoridades legais, de casos de suspeita ou de confirmação de maus tratos contra crianças e adolescentes atendidos pelo sistema único de saúde (SUS). A não comunicação constitui infração administrativa sujeita a multa.
Estatuto do Idoso[5]	Instituído pela Lei nº 10.741, de 1º de outubro de 2003, torna responsabilidade dos profissionais de saúde e das instituições notificar ao Conselho do Idoso (municipal, estadual ou federal) ou a outra autoridade os casos de abusos contra idosos. Inclui-se aí o Ministério Público ou, em casos mais graves, a autoridade policial. Teve redação modificada pela Lei nº 12.461, de 26 de julho de 2011.[6]
Lei nº 10.778[7]	De 24 de novembro de 2003, estabelece a notificação compulsória, no território nacional, de violência contra a mulher que for atendida em serviços públicos ou privados de saúde. O art. 3º trata do caráter sigiloso da notificação. Quanto à denúncia dos casos, só poderá ser realizada com o conhecimento e a autorização da vítima ou responsável, exceto em casos de risco à comunidade ou à vítima.
Portaria nº 104[8]	De 25 de janeiro de 2011, define a relação de doenças e agravos de notificação compulsória em todo o território nacional, dentre eles os casos de violência. Estabelece fluxos, critérios, responsabilidades e atribuições aos profissionais de saúde. Em seu art. 7º, define que "[...] a notificação compulsória é obrigatória a todos os profissionais de saúde, médicos, enfermeiros, odontólogos, médicos veterinários, biólogos, biomédicos, farmacêuticos e outros no exercício da profissão, bem como os responsáveis por organizações e estabelecimentos públicos e particulares de saúde e de ensino [...]".

A **prevenção** tem início com o conhecimento das situações e dos ambientes de risco, assim como do perfil das pessoas em risco pessoal e social para a violência. A literatura especializada aponta que os profissionais de saúde têm grandes dificuldades com a notificação dos casos ao sistema legal. Os problemas, no entanto, começam ainda antes, no reconhecimento e no manejo das situações suspeitas.

É preciso **reconhecer os sinais associados aos atos violentos**, principalmente nas populações vulneráveis. Quando se trata de vulnerabilidade, as crianças e os adolescentes são os grupos que mais preocupam. A violência contra eles é universal, cultural, histórica e envolta em um profundo pacto de silêncio entre os envolvidos e os conhecedores do ato, assim como ocorre com mulheres e idosos. Agir sobre esses casos não é obrigação apenas da justiça. A sociedade precisa se posicionar e quebrar esse pacto de silêncio a fim de promover a mudança dessa realidade.

São muitos os sinais que levam o profissional a identificar ou suspeitar atos violentos. Alguns desses sinais são de fácil reconhecimento. Não há limites para a maldade dos seres humanos; por isso, é preciso estar atento: marcas de mordida, estrangulamento no pescoço, apertões nos membros, queimaduras de ferro, de cigarro ou de panelas, hemorragias oculares, abrasões, feridas na comissura labial, contusões inexplicadas, fraturas dentárias, lesões de freios labiais e linguais, dentre outras marcas, podem ser indicadores da ocorrência de violência. Essas lesões são facilmente identificadas pelos cirurgiões- -dentistas. A explicação que o paciente oferece para a origem das lesões e para o motivo da procura por atendimento podem subsidiar a ação profissional de denunciar, pois, geralmente, isso aumenta ou confirma as suspeitas.

O ato de notificar é motivo de dúvida e insegurança, principalmente no que diz respeito ao **sigilo profissional**. No entanto, os códigos de ética das profissões de saúde e seus respectivos conselhos preveem a quebra desse sigilo em favor de menores e incapazes, ou em situações que impliquem consequências graves para o atendido ou terceiros.

No caso de violência contra crianças e adolescentes, a notificação deve ser feita ao Conselho Tutelar, ao Ministério Público ou à Vara da Infância e da Juventude e tem a finalidade de promover cuidados sociossanitários voltados à proteção das vítimas de maus tratos.

A notificação não tem o poder de uma denúncia policial, mas chama o poder público para a ação. Após sua ocorrência, inicia-se um processo de averiguação a fim de confirmar o fato. Esse processo inclui visitas ao lar e à escola, entrevistas com a família e contatos com profissionais e conviveres desse núcleo familiar. O mesmo ocorre após denúncias ao Conselho dos Idosos.

O olhar diferenciado dos profissionais de saúde às crianças que sofrem maus tratos teve início na década de 1960, por meio do posicionamento do Conselho de Pediatria, que recomendou atenção aos casos da "síndrome da criança espancada", descrita por Kemple e colaboradores em 1962. Essa síndrome incluía, entre outros sinais, um

> **ATENÇÃO**
>
> Os profissionais de saúde devem suspeitar de todos os casos em que as explicações para os problemas não coincidem com os achados clínicos e com a extensão dos danos. Em casos de violência, geralmente os argumentos são vagos, inconsistentes e evasivos.

quadro clínico de traumas físicos, como hematomas subdurais, fraturas de ossos longos ou dilacerações de mucosas bucais, associados à falta de desenvolvimento, tumefações teciduais e equimoses. Essa mudança teve início nos Estados Unidos e correu o mundo, dado o caráter universal das lesões.

Outro fator importante a ser observado é o **tipo de vestimenta** da vítima. Roupas compridas, inadequadas às condições climáticas, podem indicar uma tentativa de esconder marcas de agressão. Aproximadamente 50 a 70% dos casos de violência são acompanhados de traumas e lesões orofaciais, aumentando, ainda mais, a responsabilidade dos cirurgiões-dentistas.

> **LEMBRETE**
>
> Nenhum profissional que informa a suspeita ou a ocorrência de violência é obrigado a provar o abuso ou a negligência, e sua identidade é mantida em sigilo.

PREVENÇÃO À VIOLÊNCIA

Os profissionais de saúde podem atuar sobre a violência dentro dos **três níveis de prevenção** propostos por Leavell e Clark:[9]

- **Prevenção primária** – diminuir os fatores de risco sociais, econômicos, culturais e ambientais associados à violência, por meio de ações multiprofissionais e intersetoriais de promoção de saúde e qualidade de vida.
- **Prevenção secundária** – suspeitar ou reconhecer precocemente os sinais apresentados pelas pessoas que vivem em ambiente hostil e fértil para a ocorrência de atos violentos. Dar atenção e encaminhar adequadamente os casos.
- **Prevenção terciária** – promover o acompanhamento integral do núcleo violento, atendendo vítima e agressor, e auxiliar no restabelecimento de relações saudáveis e na diminuição dos danos causados pelos maus tratos.

Para auxiliar no reconhecimento dos sinais da violência, o Quadro 7.2 apresenta os principais indicativos da ocorrência de violência contra as populações mais vulneráveis.

O Quadro 7.2 foi desenvolvido para auxiliar no reconhecimento da violência contra crianças e adolescentes. Porém, pode também ser utilizada para subsidiar a observação de **idosos, pessoas com deficiência e incapazes**, que, por apresentarem as mesmas características de indefensibilidade, podem ter comportamentos ou situações familiares semelhantes.

Sinais indicativos de violência contra a mulher:

- marcas físicas sem explicação compatível;
- cicatrizes ou hematomas em diferentes estágios de reparação;
- dores difusas, sem localização precisa;
- dores no peito, "apertos", angústias;
- sintomas depressivos e/ou ansiosos;
- transtornos crônicos, vagos ou repetitivos;

QUADRO 7.2 – Sinais indicativos de violência contra crianças e adolescentes

INDICATIVOS	COMPORTAMENTO APRESENTADO	CARACTERÍSTICAS DA FAMÍLIA
VIOLÊNCIA FÍSICA		
Lesões físicas que não se adequam à causa dada Marcas de mordida Hematomas, feridas, queimaduras Lesões bucais de tecidos duros e moles, sem sinais de queda ou escoriações na face Vestimentas inadequadas para as condições climáticas Lesões em diferentes estágios de cicatrização Petéquias ou vermelhidão no palato Traumas na garganta	Tristeza Características depressivas Tendência ao isolamento Agressividade ou apatia Hiperatividade Medo das pessoas e, mais especificamente, do agressor Relato de agressões ou causas mal explicadas em relação às lesões aparentes	Postura defensiva Ocultamento das lesões da criança Justificativas não convincentes ou contraditórias Crítica ao comportamento da criança Expectativas irreais em relação à criança Defesa de uma disciplina severa Problemas com álcool ou drogas Antecedentes de maus tratos
VIOLÊNCIA SEXUAL		
Dificuldades de caminhar Baixo controle dos esfíncteres Sinais de doenças sexualmente transmissíveis na cavidade bucal Dificuldades de deglutição Área avermelhada no palato Sêmen ou pelos pubianos na face ou na boca Pruridos genitais ou na região amigdaliana	Enfermidades psicossomáticas Comportamento sexual não adequado para a idade Vergonha excessiva Comportamento promíscuo Falta de confiança em adultos Episódios de fuga de casa Tentativa de suicídio	Possessividade excessiva Isolamento da criança, evitando deixá-la sozinha com outras pessoas Ocultação do abuso Acusações contra a criança em relação ao seu comportamento sexual
VIOLÊNCIA PSICOLÓGICA		
Obesidade Distúrbios do sono Bruxismo Afecções na pele Dificuldades na fala Comportamentos infantilizados Enurese noturna	Timidez ou agressividade extrema Comportamentos destrutivos Isolamento Baixa autoestima Abatimento Tristeza Comportamentos depressivos Ideia ou tentativa de suicídio	Expectativas irreais sobre a criança Exigência exagerada Críticas à criança, descrevendo-a como má Rejeição, terrorismo, ameaça, desprezo ou isolamento
NEGLIGÊNCIA		
Deficiência de crescimento e/ou de desenvolvimento Fadiga rotineira Pouca atenção Necessidades não atendidas Falta de proteção às intempéries climáticas	Hiperatividade ou apatia e hipoatividade Faltas às consultas ou à escola Comportamento infantilizado ou depressivo Dificuldades de aprendizagem	Apatia Passividade Desinteresse em relação à situação da criança Falta de preocupação quanto às necessidades de atenção e cuidado

Fonte: Adaptado de Assis.[10]

- companheiro controlador, que não aceita deixar a mulher sozinha com o profissional;
- infecções urinárias de repetição;
- entrada tardia no pré-natal;
- dor pélvica crônica;
- síndrome do intestino irritável;
- complicações gestacionais, abortos repetidos;
- fibromialgia; e
- tentativa de suicídio.

NOTIFICAÇÃO DA VIOLÊNCIA

Embora muitos achados não sejam específicos da área odontológica, o cirurgião-dentista pode colher dados importantes na anamnese, e a confluência de fatores pode levá-lo à suspeita. Não se devem considerar os fatores isoladamente; os sinais físicos, geralmente, vêm acompanhados de comportamentos indicativos.

No caso da suspeita, em se tratando de uma pessoa capaz, deve-se discutir com ela a denúncia aos órgãos legais, pois, nesse caso, a denúncia cabe à pessoa violentada. Ainda assim, a notificação aos serviços de vigilância epidemiológica é importante, e cabe ao profissional manter o sigilo da situação.

LEMBRETE

Ao profissional, só é permitida a exposição do caso de violência às esferas legais sem a autorização da pessoa violentada caso esta esteja incapacitada e correndo riscos graves.

O profissional de saúde não deve emitir juízo de valor em relação à situação da vítima ou do agressor, e sim **praticar a empatia** e corresponder às expectativas e necessidades demandadas pelo paciente.

Muitas vezes a conduta do profissional e das pessoas envolvidas é considerar a violência um problema familiar, pessoal, privado, que não condiz com a atuação ou a interferência não clínica do profissional de saúde. No entanto, a violência é um agravo de saúde pública, e os estabelecimentos de saúde, muitas vezes, são os primeiros e únicos lugares procurados pelas vítimas; por isso, cabe ao profissional se posicionar em relação aos seus deveres legais e morais perante tal mal.

Para cumprir seus deveres legais, o profissional deve proceder com a notificação dos casos previstos em lei. A violência é um agravo constante na base de dados do Sistema de Informações de Agravos de Notificação (SINAN),[11] e o cirurgião-dentista e os demais profissionais de saúde têm de conhecer o **fluxograma de notificação**.

Nesse caso, o fluxo é determinado pela organização local do sistema de saúde, e pode partir das unidades de saúde diretamente à vigilância epidemiológica ou passar pelas secretarias municipais de saúde, que informarão as secretarias estaduais e alimentarão o sistema nacional.

Conhecer a **epidemiologia da violência** ou de qualquer outro agravo de saúde é o primeiro passo para o desenvolvimento de políticas públicas de enfrentamento. Para isso, os sistemas de informação têm de ser alimentados corretamente. E, para tanto, os profissionais devem fazê-lo de maneira adequada.

No caso de violência, o instrumento de coleta de dados é a **ficha de notificação/investigação de violência doméstica, sexual e/ou outras formas de violência**. Essa ficha deve ser utilizada para a notificação de qualquer caso de violência, independentemente do gênero ou da faixa etária, em conformidade com seu manual instrutivo.

A impressão, a distribuição e o controle da ficha numerada para os municípios são de responsabilidade das secretarias estaduais de saúde, podendo ser delegadas aos municípios conforme normas operacionais do SINAN.[11] Já a distribuição das fichas para as unidades de saúde e outras fontes notificadoras participantes da vigilância de violência é de responsabilidade dos municípios.

A ficha atual conta com 71 questões que envolvem a identificação da vítima e do agressor, bem como as características e as consequências da violência. Seu preenchimento e encaminhamento corretos possibilitam alimentar o sistema de informação, importante base de dados para subsidiar as ações de combate à violência (Fig. 7.1).

LEMBRETE

O ato de denunciar não está associado à extensão das lesões. Mesmo lesões de pequena gravidade devem ser notificadas e tratadas, principalmente a fim de prevenir episódios futuros.

Além da notificação, a denúncia ao Conselho Tutelar, ao Conselho dos Idosos, ao Ministério Público ou à Vara da Infância e da Juventude contribui para a consolidação das redes de apoio às vítimas.

É importante destacar que reconhecer e notificar não são as únicas ações esperadas do profissional. Ele deve estar apto, também, a prestar um **atendimento humano e acolhedor**, além de atuar com uma equipe multiprofissional, o que aumenta as possibilidades de ação.

A violência não deve ser vista como um fato isolado, com o olhar apenas ao vitimizado. Ela deve ser observada integralmente, dentro do contexto social e familiar em que foi gerada. É nesse contexto que se situam as ações da rede de atenção.

LEMBRETE

Aos considerados incapazes, além da Defensoria Pública/Ministério Público, muitos municípios contam com organizações ou instituições que podem auxiliar no atendimento às vítimas. Procure conhecer as potencialidades de seu local de trabalho.

É fundamental que os profissionais compreendam que o vínculo entre o sistema de saúde e os envolvidos nos episódios violentos devem ser fortalecidos, para promover um tratamento integral e contínuo. A continuidade do cuidado prevê a atuação, em rede, dos serviços de saúde, da assistência social e dos órgãos de proteção, além, muitas vezes, do sistema judiciário.

A Figura 7.2 apresenta o fluxograma do atendimento às vítimas de violência.

Noções de Odontologia Legal e Bioética

República Federativa do Brasil
Ministério da Saúde
Secretaria de Vigilância em Saúde

FICHA DE NOTIFICAÇÃO/ INVESTIGAÇÃO INDIVIDUAL
VIOLÊNCIA DOMÉSTICA, SEXUAL E/OU OUTRAS VIOLÊNCIAS INTERPESSOAIS

Nº

Definição de caso: Considera-se violência como o uso intencional de força física ou do poder, real ou em ameaça, contra si próprio, contra outra pessoa, ou contra um grupo ou uma comunidade que resulte ou tenha possibilidade de resultar em lesão, morte, dano psicológico, deficiência de desenvolvimento ou privação.
Atenção: Em casos de suspeita ou confirmação de violência contra crianças e adolescentes, a notificação deve ser obrigatória e dirigida aos Conselhos Tutelares e autoridades competentes (Delegacias de Proteção da Criança e do Adolescente e Ministério Público da localidade), de acordo com o **art. 13 da Lei nº 8.069/1990 - Estatuto da Criança e do Adolescente**. Esta ficha atende ao **Decreto-Lei nº 5.099 de 03/06/2004**, que regulamenta a **Lei nº 10.778/2003**, que institui o serviço de notificação compulsória de violência contra a mulher, e o **artigo 19 da Lei nº 10.741/2003** que prevê que os casos de suspeita ou confirmação de maus tratos contra idoso são de notificação obrigatória.

Dados Gerais
1 Data da Notificação
2 UF
3 Município de Notificação
Código (IBGE)
4 Unidade de Saúde (ou outra fonte notificadora)
Código (CNES)
5 Data da Ocorrência do Evento
6 Hora da ocorrência (0 - 24 horas)

Dados da Pessoa Atendida
7 Nome
8 Data de Nascimento
9 Idade   1 - Hora 2 - Dia 3 - Mês 4 - Ano
10 Sexo 1 - Masculino 2 - Feminino 9 - Ignorado
11 Gestante 1) 1ºTrimestre 2) 2ºTrimestre 3) 3ºTrimestre 4) Idade gestacional Ignorada 5) Não 6) Não se aplica 9) Ignorado
12 Cor   1-Branca 2-Preta 3-Amarela 4-Parda 5-Indígena 9-Ignorado
13 Escolaridade   01) Analfabeto 02) 1ª a 4ª série incompleta do EF 03) 4ª série completa do EF 04) 5ª à 8ª série incompleta do EF 05) Ensino fundamental completo 06) Ensino médio incompleto 07) Ensino médio completo 08) Educação superior incompleta 09) Educação superior completa 10) Não se aplica 99) Ignorado
14 Ocupação
15 Situação conjugal   1 - Solteiro 2 - Casado/união consensual 3 - Viúvo 4 - Separado 5 - Não se aplica 9 - Ignorado
16 Relações sexuais   1 - Só com Homens 2 - Só com mulheres 3 - Com homens e mulheres 4 - Não se aplica 9 - Ignorado
17 Possui algum tipo de deficiência? 1- Sim 2- Não 9- Ignorado   Física Visual Outras deficiências/ Síndromes Mental Auditiva
18 Número do Cartão SUS
19 Nome da mãe

Dados de Residência
20 UF
21 Município de residência
Código (IBGE)
22 Bairro de residência
23 Logradouro (rua, avenida,...)
24 Número
25 Complemento (apto., casa, ...)
26 Ponto de Referência
27 CEP
28 (DDD) Telefone
29 Zona 1 - Urbana 2 - Rural 3 - Periurbana 9 - Ignorado
30 País (se residente fora do Brasil)

Dados da Ocorrência
31 Local de ocorrência
 01 - Residência 02 - Habitação coletiva 03 - Via pública 04 - Ambiente de trabalho 05 - Escola 06 - Creche 07 - Estabelecimento de saúde 08 - Instituição socioeducativa 09 - Instituição de longa permanência 10 - Instituição prisional 11 - Terreno baldio 12 - Bar ou similar 13 - Outros _____ 99 - Ignorado
32 UF
33 Município de Ocorrência
34 Bairro de ocorrência
35 Logradouro de ocorrência (rua, avenida,...)
36 Número
37 Complemento (apto., casa, ...)
38 Zona de ocorrência   1 - Urbana 2 - Rural 3 - Periurbana 9 - Ignorado
39 Ocorreu outras vezes? 1 - Sim 2 - Não 9 - Ignorado
40 A lesão foi autoprovocada? 1 - Sim 2 - Não 9 - Ignorado
41 Meio de agressão   1- Sim 2- Não 3-Não se aplica 9- Ignorado
 Arma branca Arma de fogo Objeto contundente Força corporal Enforcamento/sufocação Queimadura Outros _____
42 Tipo de violências   1- Sim 2- Não 9- Ignorado
 Física Psicológica / Moral Negligência/ Abandono Sexual Tráfico de seres humanos Trabalho infantil Tortura Patrimonial Outros _____

Violência doméstica, sexual e/ou outras violências interpessoais

SVS   28/06/2006

Figura 7.1 – (A) Frente da ficha de notificação de violências do SINAN.
Fonte: Sistema de Informação de Agravos de notificação.[11]

43 Se ocorreu violência sexual, qual o tipo? 1- Sim 2 - Não 3 - Não se aplica 9- Ignorado
- [ ] Assédio sexual
- [ ] Estupro
- [ ] Atentado violento ao pudor
- [ ] Pornografia infantil
- [ ] Exploração sexual
- [ ] Outros _____

44 Se ocorreu penetração, qual o tipo? 1- Sim 2 - Não 3 - Não se aplica 9- Ignorado
- [ ] Oral
- [ ] Anal
- [ ] Vaginal

Violência Sexual

45 Número de envolvidos
1 - Um
2 - Dois ou mais
9 - Ignorado

46 Relação com a pessoa atendida 1- Sim 2 - Não 9- Ignorado
- [ ] Pai
- [ ] Mãe
- [ ] Padrasto
- [ ] Madrasta
- [ ] Cônjuge
- [ ] Ex-Cônjuge
- [ ] Namorado(a)
- [ ] Ex-Namorado(a)
- [ ] Amigos/conhecidos
- [ ] Desconhecido
- [ ] Cuidador
- [ ] Patrão/chefe
- [ ] Pessoa com relação institucional
- [ ] Outros _____

47 Sexo do provável autor da agressão
1 - Masculino
2 - Feminino
3 - Ambos os sexos
9 - Ignorado

48 Supeita de uso de alcool
1- Sim
2 - Não
9- Ignorado

Dados do provável autor da agressão

49 Consequências da ocorrência detectadas no momento da notificação 1- Sim 2 - Não 9- Ignorado
- [ ] Aborto
- [ ] Gravidez
- [ ] DST
- [ ] Tentativa de suicídio
- [ ] Outros _____

50 Procedimento indicado 1- Sim 2 - Não 9- Ignorado
- [ ] Profilaxia DST
- [ ] Profilaxia HIV
- [ ] Profilaxia Hepatite B
- [ ] Coleta de sangue
- [ ] Coleta de sêmen
- [ ] Coleta de secreção vaginal
- [ ] Contracepção de emergência
- [ ] Comunicação de Acidente de Trabalho
- [ ] Aborto previsto em lei

Em casos de violência sexual

51 Evolução do Caso
1 - Alta   2 - Encaminhamento ambulatorial   3 - Encaminhamento hospitalar   4 - Evasão / Fuga
5 - Óbito pela agressão   6 - Óbito por outras causas   9 - Ignorado

52 Se óbito pela agressão, data | | | | | | |

53 Encaminhamento da pessoa atendida para outros setores 1- Sim 2 - Não 9- Ignorado
- [ ] Conselho tutelar (criança/adolescente)
- [ ] Vara da infância / juventude
- [ ] Casa de proteção / abrigo
- [ ] Programa Sentinela
- [ ] Delegacia Especializada da Mulher
- [ ] Delegacia de Prot. da Criança e do Adolescente
- [ ] Outras delegacias
- [ ] Ministério Público
- [ ] Centro de Referência da Assistência Social/CRAS
- [ ] IML
- [ ] Outros _____

54 Circunstância da lesão (confirmada)
CID 10 | | | |

55 Classificação final
1 - Suspeito   2 - Confirmado   3 - Descartado

Evolução e encaminhamento

Informações complementares e observações

TELEFONES ÚTEIS

Disque-Saúde	Central de Atendimento à Mulher	Disque-Denúncia - Exploração sexual a crianças e adolescentes
0800 61 1997	180	100

Notificador
Município/Unidade de Saúde
Cód. da Unid. de Saúde/CNES
Nome
Função
Assinatura

Violência doméstica, sexual e/ou outras violências interpessoais   SVS   28/06/2006

Figura 7.1 – (B) Verso da ficha de notificação de violências do SINAN.
Fonte: Sistemas de informação de Agravos de notificação.[11]

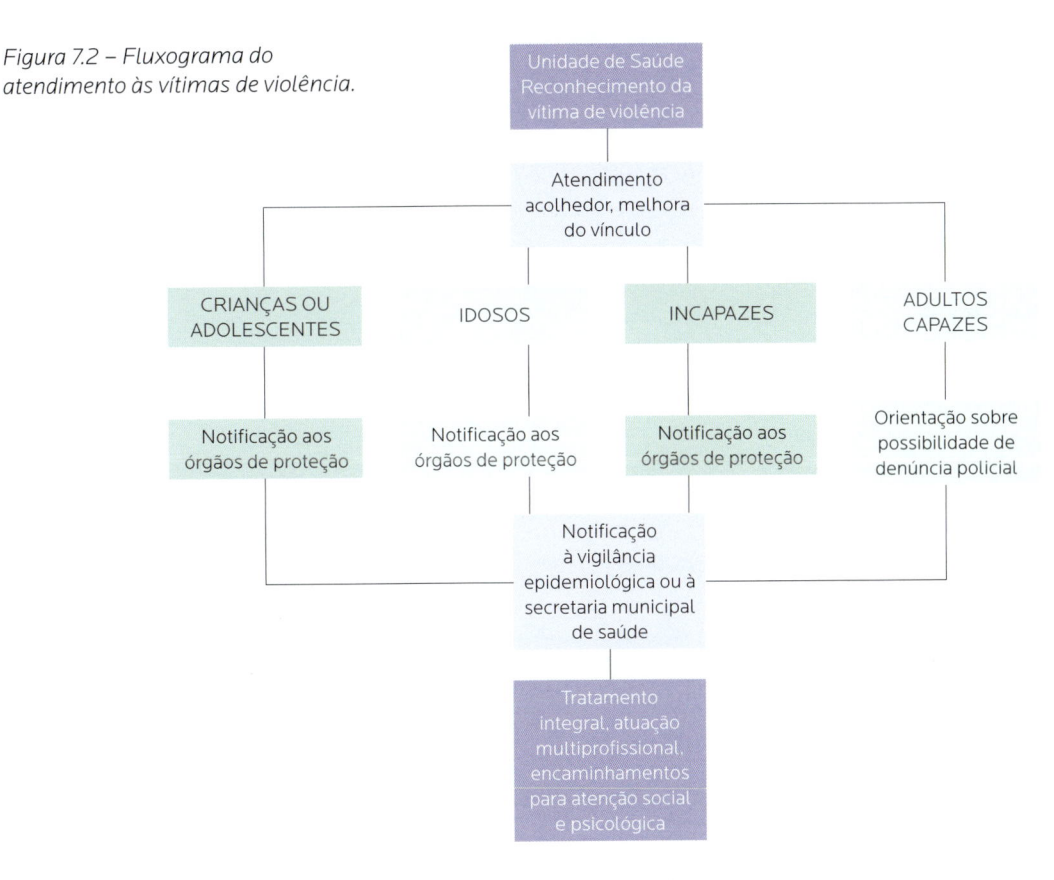

Figura 7.2 – Fluxograma do atendimento às vítimas de violência.

```
                    Unidade de Saúde
                    Reconhecimento da
                    vítima de violência
                            │
                    Atendimento
                    acolhedor, melhora
                    do vínculo
        ┌───────────┬───────┴───────┬───────────┐
   CRIANÇAS OU    IDOSOS        INCAPAZES    ADULTOS
   ADOLESCENTES                               CAPAZES
        │           │               │           │
   Notificação   Notificação    Notificação   Orientação sobre
   aos órgãos    aos órgãos     aos órgãos    possibilidade de
   de proteção   de proteção    de proteção   denúncia policial
        └───────────┴───────┬───────┘
                    Notificação
                    à vigilância
                    epidemiológica ou à
                    secretaria municipal
                    de saúde
                            │
                    Tratamento
                    integral, atuação
                    multiprofissional,
                    encaminhamentos
                    para atenção social
                    e psicológica
```

- Órgãos de proteção à criança e ao adolescente: Conselho Tutelar, Defensoria Pública/Ministério Público, Vara da Infância e da Juventude, delegacias especializadas.
- Órgãos de proteção aos idosos: Conselhos do Idoso, Defensoria Pública/Ministério Público, delegacias especializadas.
- Órgãos de proteção às mulheres ou vítimas de violência doméstica intrafamiliar: Defensoria Pública/Ministério Público, Delegacia da Mulher, outras delegacias especializadas.

CONSIDERAÇÕES FINAIS

A atenção aos sinais das muitas formas de violência deve fazer parte da rotina dos profissionais de saúde, assim como a complexa abordagem dos casos. Para atuar efetivamente, é preciso habilidade, conhecimento técnico, sensibilidade e compromisso ético e moral com o enfrentamento dessa triste situação.

Os profissionais de saúde desempenham um importante papel no reconhecimento da suspeita de violência, na confirmação do diagnóstico das lesões e no tratamento e no acompanhamento dos envolvidos, sejam eles vítimas ou agressores. O olhar integral do bom profissional e a conduta tomada diante de cada situação que lhe é apresentada são fundamentais para diminuir as sequelas físicas, sociais e psicológicas do núcleo violento.

ATENÇÃO

Você tem responsabilidades éticas e legais que vão além dos cuidados com a saúde bucal. Conheça e pratique seus deveres. Observe, desconfie de comportamentos inadequados, ouça seus pacientes, investigue suas suspeitas, intervenha, notifique, encaminhe. Desenvolva um olhar crítico e sensível, e auxilie no combate à violência. Este também é o seu papel.

8

Noções de bioética

Tânia Adas Saliba Rovida
Wanilda Maria Meira Costa Borghi

O vocábulo "bioética" foi empregado pela primeira vez em 1927, por um pastor protestante, filósofo e educador chamado Fritz Jahr (1895-1953). Ele publicou um artigo intitulado "Bio-ética: uma análise da relação de ética para humanos, animais e plantas"[1] – a ética, portanto, aplicada a todos os seres vivos.

Foi só em 1970 que Potter (1911-2001), oncologista e biólogo norte-americano, problematizou e difundiu esse termo. Ele considerava a bioética "uma ponte para o futuro" e comparava-a com "[...] uma empresa que utiliza as ciências biomédicas para melhorar a qualidade de vida humana [...]".[2]

Potter,[2] como oncologista que era, chegou à conclusão de que o câncer não era apenas uma enfermidade física, mas a manifestação das ameaças do ambiente. Sentiu, então, necessidade de criar um novo campo de atuação ética e de pesquisa, que tivesse conteúdo ecológico o bastante para se preocupar com a sobrevivência da espécie humana. E usou o termo "bioética" para essa nova "ciência da sobrevivência", que mais tarde chamou de "bioética global".

Ainda em 1970, o termo "bioética" foi usado, em língua inglesa, por Hellegers,[3] em estudos sobre reprodução humana, mas foi com Reich, organizador da *Encyclopedia of Bioethics*,[4] que o termo passou a ser usado definitivamente. Para ele, a "Bioética é o estudo sistemático das dimensões morais – incluindo visão moral, decisões, conduta e políticas – das ciências da vida e atenção à saúde, utilizando uma variedade de metodologias éticas em um cenário interdisciplinar [...]".

Kottow[5] define a bioética como "[...] o conjunto de conceitos, argumentos e normas que valorizam e justificam eticamente os atos humanos que podem ter efeitos irreversíveis sobre os fenômenos vitais [...]".

OBJETIVOS DE APRENDIZAGEM

- Conhecer as definições de bioética
- Conhecer as diferentes teorias relacionadas à bioética

Percebe-se, por essas definições, que o campo de atuação da bioética, longe de ser engessado, é bastante abrangente e engloba questões éticas relativas às ciências da vida, da saúde e do meio ambiente.

BIOÉTICA E MORAL

SAIBA MAIS

Um valor é estimado, valorado, ao passo que um fato pode ser percebido. Ao estimar, o ser humano se torna moral, pois é capaz de projetar ações e prever consequências.

LEMBRETE

O que distingue o universo humano do mundo natural é o valor. Por isso, a ética é o domínio dos juízos de valor.

PARA PENSAR

Quem nasceu primeiro, a ética ou a moral?
A moral é anterior à ética. Podemos ser éticos porque, antes, somos seres morais. Uma disciplina surge para atender a uma demanda prévia. A ética surgiu para responder às questões relacionadas à moralidade do ser humano. E você, concorda?

Moral é aquilo que se submete a um valor. E **valor** é a característica real e objetiva, positiva ou negativa (desvalor), presente nas coisas, nas pessoas, nas ações, nas instituições e nos sistemas. O valor é uma crença duradoura.

Valor extrínseco, ou secundário, é aquele que se torna legítimo enquanto busca algum objetivo (p. ex., a concentração, a pontualidade, a obediência). O **valor intrínseco**, ou primário, é legítimo em si mesmo (p. ex., a beleza, a paz, a justiça, o prazer, etc.).

A moral depende dos valores de cada grupo social, e, por isso, tanto pode ser diferente no mesmo período em sociedades distintas, como em períodos distintos na mesma sociedade. A moral muda no tempo e no espaço e orienta a conduta dos indivíduos de uma sociedade específica. Existe, então, a moral burguesa, a moral cristã, etc. Por conseguinte, para que se possa conhecer a diversidade de valores presentes na sociedade, a moralidade humana deve ser **enfocada no contexto histórico e social**.

O mais importante ingrediente na vida moral da pessoa é o **desenvolvimento do caráter**, pois este é quem proporciona a motivação íntima e a força para fazer o que é certo e bom. Isso está previsto nas grandes teorias éticas.

O homem inteligente pratica o bem e procura agir segundo a virtude. A **ética clássica** cuida do bem (*agathon*), da virtude (*arete*, *virtu*) e do dever (*kathêkon*, *officium*). Portanto, um ato eticamente recomendável é aquele ajustado a uma regra (ética-lei) e que traz boa consequência (ética-ação). A ética é o estudo do bom e do mau, e não sinônimo do bom. É um código interiorizado, pessoal, de como agir.

A ética faz a reflexão e/ou o juízo crítico sobre os valores que geralmente estão em conflito, para poder optar de forma adequada e responsável. Essa opção exige, como condição fundamental, a **liberdade**. Para que a liberdade não perca seu verdadeiro sentido, é indispensável que cada ser, antes de optar, esteja despido de qualquer tipo de preconceito, coação, coerção, falsidade ou sectarismo, para que o exercício da ética seja pleno e faça vir à tona a razão, a emoção, o sentimento, o patrimônio genético e os valores morais. É por isso que todo exercício ético provoca uma evolução da cidadania.

A discussão sobre ética e moral não é recente. Vem desde os primórdios, quando a evolução do saber acontecia a passos lentos, ao contrário de agora, época em que acontecem tantas mudanças em um mesmo momento. No tempo de Galileu, por exemplo, demorava para se obter um novo conhecimento. A partir do século XX, com o avanço técnico-científico, sobretudo na área da saúde, as reflexões éticas retornaram, dessa vez de forma prática, adequando sua roupagem às exigências socioeconômicas de cada país e propondo a integração do ser humano à natureza. Eis a bioética.

A bioética, por ser uma ética prática, quer acabar de vez com os conflitos. Para isso, tenta modificar a maneira de abordar os problemas e acaba por acarretar uma transformação da própria vida.

BIOÉTICA: MULTI, INTER E TRANSDISCIPLINAR

Os termos multi, inter e transdisciplinar são geralmente utilizados como sinônimos, gerando confusão e ambiguidade.

O ensino é **multidisciplinar** quando as disciplinas envolvidas não sofrem modificações ou enriquecimento; **interdisciplinar** quando a interação de vários saberes resulta em enriquecimento mútuo; e **transdisciplinar** quando não há limites rígidos para as interações ou reciprocidades das disciplinas.

A interdisciplinaridade requer:

- interação de pessoas;
- troca de saberes e opiniões;
- uma linguagem comum;
- objetivos comuns;
- reconhecimento da necessidade de considerar as diferenças existentes;
- domínio dos conteúdos específicos de cada um dos participantes; e
- elaboração de uma síntese complementar.

A bioética é classificada como multi, inter e transdisciplinar, embora alguns autores considerem-na, apenas, interdisciplinar. A reflexão ética é pluralista e multidisciplinar, por oscilar entre o aspecto técnico-científico e o aspecto ético, humanitário e moral. É, também, transdisciplinar, por fundir vários conhecimentos que acabam gerando novas abordagens e soluções distintas daquelas da base de sua formação.

NASCIMENTO DA BIOÉTICA

Segundo Pessine e Barchifontaine,[6] o Código de Nuremberg[7] é considerado a certidão de nascimento da bioética.

O **Código de Nuremberg**[7] surgiu na Alemanha, em 1947, logo após o término da Segunda Guerra Mundial e das atrocidades dos nazistas contra os seres humanos (1945). Dentre os seus 10 itens, o Código de Nuremberg[7] deu relevância à relação risco/benefício, ao consentimento informado e ao ajustamento de cada desenho à sua pesquisa.

O Código[7] deu, ainda, liberdade ao sujeito da pesquisa com seres humanos de, a qualquer instante, poder desistir do experimento. Assim, estabeleceu a condição de liberdade e soberania do ser humano, com rejeição do ato de tortura. Esse código foi tão importante que, no ano seguinte (1948), a Organização das Nações Unidas (ONU) criou a Declaração Universal dos Direitos Humanos.[8]

O Código de Nuremberg[7] foi revisto e transformado na **Declaração de Helsinque**,[9] que foi depois atualizada por assembleias médicas mundiais no Japão (1975), em Veneza (1983), em Hong Kong (1989) e em Somerset West, na África do Sul (1996). O Código de Nuremberg[7] e a Declaração de Helsinque[9] inspiraram o *Belmont Report*,[10] ou **Relatório Belmont**, que tem esse nome por ter surgido no Centro de Convenções Belmont, em Elkridge, estado de Maryland, Estados Unidos.

O Relatório Belmont[10] inspirou Beauchamp e Childress a publicar, em 1979, os "Princípios da ética biomédica",[11] a principal fundamentação teórica do novo campo da ética biomédica. Essa obra inaugurou a bioética principialista, ou **principialismo**, que se baseia nos quatro princípios norteadores das decisões: autonomia, beneficência, não maleficência e justiça (ou equidade). Esses princípios são considerados *prima facie*, isto é, não absolutos, o que significa que, quando comparados entre si, podem ser priorizados de acordo com as circunstâncias.

O Relatório Belmont[10] mostra que, no início, a reflexão ética norte-americana se preocupava, apenas, com o controle social da pesquisa com seres humanos. Foram Beauchamp e Childress[11] que ampliaram o foco da preocupação ética para a prática clínica e assistencial, sendo bem aceita nesse campo, daí o sucesso desse modelo bioético.

BIOÉTICA NORTE-AMERICANA E BIOÉTICA EUROPEIA

A bioética principialista, ou anglo-saxônica, foi influenciada por John Dewey (1859-1952), considerado o pai do pragmatismo. Assim, essa linguagem bioética aprendeu a cuidar das ações humanas (procedimentos) de forma racional, positivista, individualista, buscando soluções imediatas e decisivas, baseadas em um conjunto de regras (moral) que, quando respeitadas, levam a uma boa ação.

No entanto, esse modelo anglo-americano, normativo, permite o uso da liberdade por vontade do próprio indivíduo. É o **liberalismo anglo-saxão**.

O **modelo bioético europeu**, ao contrário, alicerçado na antropologia, é fenomenológico, hermenêutico, personalista e muito humanista, pois nele a **dignidade universal da pessoa** ocupa o centro das ações e decisões éticas. Por isso, não adota regras de ação, mas critérios de valor, classificando-os como bons ou maus. Sempre se preocupou com o caráter e as virtudes, ou seja, sempre buscou o fundamento (metafísico) do agir humano. Entretanto, para que se possam resolver os problemas de procedimento (ação), é necessário resolver, também, sua fundamentação. Além disso, as questões éticas envolvem ações, hábitos (virtudes) e atitudes (caráter). Por isso, pode-se dizer que esses dois modelos se completam.

Depois da ética dos princípios, surgiram outras abordagens, dentre as quais se destacam o modelo da casuística;[12] o modelo das virtudes;[13] o modelo do cuidado;[14] o modelo do direito natural;[15] o libertário,[16] que foca na autonomia; o contratualista[17] e o personalista,[18] dentre outros modelos.

Os modelos bioéticos não se excluem. Pelo contrário, complementam-se na busca de melhor compreender os mecanismos ético-morais que regem o ser humano. Isso torna a bioética poliglota, e sua fluência depende de muita humildade e grandeza para que o diálogo permaneça pacífico.

A **bioética latino-americana e caribenha** prioriza a ética social, preocupada com o bem comum, com a justiça e a equidade, mas também busca a virtude e a excelência, pois julga os atos como bons ou ruins e não como certos ou errados. As bioéticas norte-americana e europeia têm bastante influência no discurso bioético latino-americano, tanto que são os princípios bioéticos as ferramentas que transformam a pessoa humana no alicerce de maior valor dentro do contexto social brasileiro, em que a exclusão social é forte vertente. Contudo, cabe ao Estado providenciar o suporte necessário para que a bioética possa atuar em conformidade com a plural sociedade brasileira.

LEMBRETE

Nos países europeus prevalece o modelo personalista, alicerçado na antropologia, fundamentado na dignidade universal da pessoa como valor supremo e centro das ações e decisões éticas.

CRÍTICA AO PRINCIPIALISMO

Inicialmente, a teoria dos princípios foi bem aceita, por não se opor à teoria das virtudes de Aristóteles: "[...] todo ser humano quer prosperar, e para isso só há o caminho da virtude [...]".

A teoria dos princípios se difundiu tanto que os Estados Unidos e a Inglaterra começaram a achá-la universal. Assim, de 1970 a 1980, a teoria dos princípios influenciou a ética médica tradicional, e bioeticistas de áreas não médicas, como filósofos e moralistas, passaram a uma reflexão neutra sobre problemas médicos. Principiantes na área da ética passaram a encarar a bioética de modo simplista e superficial, como um campo limitado à aplicação dos princípios, que, por sua vez, seriam capazes de resolver todas as questões bioéticas.

A teoria dos princípios veio perdendo força diante de situações bioéticas mais complexas, inclusive no campo da ética biomédica. A partir dos anos 1990, passou a ser criticada pelo fato de os princípios serem muito abstratos e brigarem entre si por hierarquia, além de serem insuficientes para acompanhar as atualizações éticas contemporâneas quanto à maneira de apreciar o que é bom ou ruim.

Teve início, então, o **período antiprincipialista**, no qual a ética da qualidade moral não se preocupa tanto com o bom, mas com cultivar virtudes como a alegria, a fidelidade, o cuidado solícito e as decisões morais específicas. É a **ética da casuística**, em que a tomada de posição é feita a partir de casos concretos, para serem usados como exemplo de consenso. O período antiprincipialista não conflita com os princípios, apenas não os absolutiza.

DIÁLOGO BIOÉTICO

O neologismo "bioética" surgiu com a tomada de consciência dos riscos que a biologia molecular poderia oferecer à humanidade, se usada de forma indevida.

Apesar de não ter surgido como ciência, por não possuir conceitos ou métodos próprios, a bioética ou ética biomédica chegou para mostrar que a reflexão ética é importante, não apenas nos campos da saúde, das ciências da vida e nas ciências do meio ambiente, mas também na interface desses campos. Isso quer dizer que a bioética avalia de que maneira cada opção tomada em um desses três campos irá interagir com os outros dois.

Além disso, é importante destacar que, se a bioética não fosse multi e transdisciplinar, ela não existiria, porque envolve todas as disciplinas técnico-científicas, exatas, humanas e/ou sociais relacionadas ao tema que está sendo analisado. É, portanto, um diálogo entre diferentes disciplinas, é a escolha fundamentada em diferentes teorias éticas, baseando-se no exame crítico das dimensões morais. A bioética é, pois, a **ciência das visões morais diferentes**.

Por ser um processo plural, o diálogo bioético não visa ao monopólio do saber solitário, mas ao consenso, que é a estrutura da bioética. Este é conseguido graças à credibilidade do tribunal multidisciplinar que sustenta as discussões bioéticas, fundamentadas nos seus valores trinos.

O objetivo central da ética é o conhecimento, e não a prática. Por conseguinte, no diálogo bioético, quem entra médico não sai filósofo, nem vice-versa; para ser ético, ninguém precisa trocar de papel, e sim assumir o próprio papel com rigor e competência. O que conta é a isenção e a precisão. O equilíbrio ético está em função da qualidade em que mais importante do que a solução do conflito é o exercício da tolerância entre diferentes moralidades, embora o diálogo bioético atinja uma variedade de contextos, e não apenas as questões morais.

A bioética é um movimento que estuda a ética, desde as situações da vida cotidiana, à bioética social, ambiental e outras. Trata-se de questões persistentes, como fome, abandono, racismo, exclusão social, e aquelas decorrentes do progresso técnico-científico, dos conceitos globais que envolvem direitos humanos, cidadania, liberdade, universalidade, acessibilidade e equidade, qualidade de vida ou de morte, saúde, humanização e livre consentimento.

9

Pesquisas envolvendo seres humanos

Tânia Adas Saliba Rovida
Ronald Jefferson Martins

Teoricamente, pode ser feita a diferenciação entre ética em pesquisa e bioética. A **ética em pesquisa** diz respeito às ações e atitudes realizadas pelo pesquisador que, regidas por normas claras, são classificadas como corretas ou incorretas.

A **bioética** preocupa-se com as relações entre o profissional e o indivíduo ou a comunidade que, de maneira voluntária, submete-se a um risco ao participar de uma pesquisa e, na maioria das vezes, vivencia condições de vulnerabilidade social, como pobreza, subnutrição e falta de poder, além de ainda apresentar doenças.

A honestidade científica requerida pela ética profissional está subordinada à sinceridade da relação entre o pesquisador e o participante do estudo, que é proporcionada pela bioética.

Atualmente, diante das questões que se originaram na área biomédica com o desenvolvimento da ciência – como utilização e comércio de dentes humanos, aborto, clonagem e eutanásia –, a bioética procura dar uma resposta ética a essas inquietações.

OBJETIVOS DE APRENDIZAGEM

- Compreender a definição e a importância da ética em pesquisa
- Conhecer as diretrizes éticas internacionais para a pesquisa envolvendo seres humanos
- Reconhecer o protocolo de pesquisa a ser submetido à revisão ética

O SURGIMENTO DA ÉTICA EM PESQUISA

O despontar da ética em pesquisa com seres humanos decorreu dos **julgamentos de Nuremberg**,[1] em que foram julgados os médicos nazistas que protagonizaram ou participaram de torturas encobertas como pesquisas científicas.

Na Segunda Guerra Mundial, Hitler resolveu que as experiências humanas seriam permitidas, uma vez que o interesse do Estado Alemão estava em jogo. Médicos nazistas como Sigmund Rascher, capitão da reserva da Aeronáutica e o mais demoníaco dos carrascos de jaleco branco, iniciaram uma série de experiências com prisioneiros dos campos de concentração. Joseph Mengele, médico-chefe do campo de concentração de Auschwitz, apresentava especial interesse do ponto de vista científico no estudo das anomalias do desenvolvimento humano (nanismo) e de gêmeos. Sua crueldade levou à ocorrência única na história das ciências médicas do mundo inteiro: analisou a morte de dois irmãos gêmeos juntos e ao mesmo tempo e submeteu-os a necropsia. Tudo era permitido para a obtenção do conhecimento científico. Prisioneiros raciais, políticos e militares foram colocados à disposição desses médicos para todo e qualquer tipo de experimentação.[2, 3]

As pesquisas visavam conhecer os limites da tolerância humana a condições extremas, como hipotermia, déficit de oxigênio e injeção massiva de germes patogênicos. Foram dissecados vários gêmeos, a fim de entender sua semelhança corporal, com experiências como injeção de tinta nos olhos, cirurgias sem anestesia, transfusão de sangue entre os pares e suturas para criar siameses. No geral, as experiências resultaram em morte, desfiguração ou incapacidade permanente do indivíduo.

DECLARAÇÕES INTERNACIONAIS SOBRE PESQUISAS EM SERES HUMANOS–CÓDIGO DE NUREMBERG

Em 19 de agosto de 1947, logo após o final da Segunda Guerra Mundial, nasceu o primeiro documento referente à conduta que um pesquisador científico deveria seguir, fruto das abominações mostradas nos julgamentos dos médicos que promoveram experiências com os prisioneiros de guerra. O Código de Nuremberg[1] apresentava 10 pontos, descritos a seguir.

- **Consentimento voluntário:** os indivíduos submetidos a experimento devem ser legalmente capazes, exercendo o livre direito de escolha sem a intervenção de elementos como coação, fraude, mentira ou outra forma de restrição, além de terem conhecimento suficiente do assunto em estudo. Para isso, devem-se explicitar a natureza, a duração e o propósito do experimento.
- **Garantia de benefícios à sociedade:** os experimentos devem produzir resultados vantajosos, impossíveis de serem obtidos por outros métodos e feitos de maneira necessária.
- **Experimentos baseados em resultados prévios:** devem ser baseados em resultados de experimentação em animais e no

conhecimento da evolução da doença, justificando a condição do experimento.
- **Evitação de sofrimento e danos desnecessários** à pessoa, tanto físicos como materiais.
- **Evitação de riscos de morte e invalidez:** não deve ser conduzido experimento quando existam razões para crer que possa haver morte ou invalidez permanente, justificados apenas quando o sujeito da pesquisa é o próprio pesquisador.
- **Relação custo/benefício:** o grau de risco aceitável deve limitar-se conforme a importância do problema que o pesquisador se propõe a resolver.
- **Medidas de proteção para os sujeitos da pesquisa:** cuidados especiais devem ser tomados para proteger o indivíduo de qualquer possibilidade de dano, invalidez ou morte, mesmo que remota.
- **Qualificação dos pesquisadores:** o experimento deve ser conduzido somente por pessoas cientificamente qualificadas.
- **Liberdade de retirar o consentimento:** o indivíduo participante do experimento deve ter a liberdade de se retirar no decorrer do estudo.
- **Suspensão do experimento pelo pesquisador:** o pesquisador deve estar preparado para interromper o estudo em qualquer etapa, caso haja motivos sugerindo que a continuação do experimento possa causar dano, invalidez ou morte ao participante.

O Código[1] procura proteger os participantes da pesquisa e justificar a relevância social dos estudos e sua realização com competência, mostrando que a liberdade individual deve ocorrer em um clima de confiança com as instituições sociais e o mundo científico.

DECLARAÇÃO UNIVERSAL DOS DIREITOS HUMANOS

A Declaração Universal dos Direitos Humanos[4] delineia os **direitos humanos básicos**. Foi adotada pela ONU em 10 de dezembro de 1948, quando as potências emergentes (União Soviética e Estados Unidos), abaladas pela Segunda Guerra Mundial, acertaram a criação de uma organização multilateral que promovesse negociações sobre conflitos internacionais, objetivando evitar guerras, promover a paz e a democracia e fortalecer os direitos humanos.

A Declaração[4] é um ideal comum a ser atingido por todos os povos e todas as nações, com o intuito de que cada indivíduo e cada órgão da sociedade tenha sempre em mente essa declaração e se esforce, por meio do ensino e da educação, a promover o respeito a esses direitos e liberdades.

O aumento notável da atividade científica, em especial na área biomédica, evidenciou a necessidade de ser efetuada uma

SAIBA MAIS

Mesmo nos dias atuais, a Declaração Universal dos Direitos Humanos ainda é amplamente citada por acadêmicos, advogados e cortes constitucionais.

regulamentação ética mais completa do que aquela contemplada no Código de Nuremberg.[1]

DECLARAÇÃO DE HELSINQUE

Reconhecendo algumas falhas no Código de Nuremberg, e por não terem deixado de ocorrer abusos com graves distorções de natureza ética, em junho de 1964, em Helsinque, na Finlândia, na 18ª Assembleia Geral da Associação Médica Mundial, foi elaborada pela Associação Médica Mundial a Declaração de Helsinque.[5]

A Declaração[5] consiste em um conjunto de princípios éticos que dirigem a pesquisa com seres humanos. Ela aparece como o primeiro esforço significativo para regulamentar as investigações científicas, sendo considerado o primeiro padrão internacional de pesquisa biomédica. Esse documento, que passa por revisões constantes, defende em primeiro lugar a noção de que "[...] **o bem-estar do ser humano deve ter prioridade sobre os interesses da ciência e da sociedade** [...]".[5]

A Declaração de Helsinque[5] apresenta os **princípios básicos para a realização de pesquisas com seres humanos**, descritos a seguir.

- A pesquisa clínica deve adaptar-se aos princípios morais e científicos que justificam a pesquisa médica e deve ser baseada em experiências de laboratório e com animais ou em outros fatos cientificamente determinados.
- A pesquisa clínica deve ser conduzida somente por pessoas cientificamente qualificadas e sob a supervisão de alguém medicamente qualificado.
- A pesquisa não pode ser legitimamente desenvolvida, a menos que a importância do objetivo seja proporcional ao risco inerente à pessoa exposta.
- Todo projeto de pesquisa clínica deve ser precedido de cuidadosa avaliação dos riscos inerentes, em comparação aos benefícios previsíveis para a pessoa exposta ou para outros.
- Precaução especial deve ser tomada pelo médico ao realizar a pesquisa clínica na qual a personalidade da pessoa exposta é passível de ser alterada pelas drogas ou pelo procedimento experimental.

A Declaração de Helsinque[5] ampliou os 10 princípios defendidos no Código de Nuremberg[1] e conciliou-os à Declaração de Genebra[6] de 1948, que é uma declaração de deveres éticos do médico. Esta se destaca pela preocupação com o **consentimento voluntário dos participantes** de pesquisas médicas que envolvam seres humanos ou seus representantes legais, no caso de indivíduos legal ou fisicamente incapazes, fato já enfatizado pelo Código de Nuremberg, mas aqui com uma linguagem mais apurada a respeito do consentimento informado. O participante de pesquisa clínica deve dar seu consentimento por escrito, mas a responsabilidade pela pesquisa clínica sempre é do pesquisador.

Nessa declaração também é feita a distinção entre dois tipos de pesquisa clínica: aquela em que há expectativa de desenvolver progressos terapêuticos para um paciente (**estudo terapêutico**), e aquela que independe da condição médica da pessoa submetida ao estudo e cujo principal propósito é puramente científico (**estudo não terapêutico**).

Em 1975, na 29ª Assembleia Mundial de Médicos, em Tóquio, no Japão, ocorreu a primeira revisão da Declaração de Helsinque,[7] ampliando os princípios básicos de 5 para 12, acrescentando-se a preocupação pelo aspecto legal da pesquisa de formalização de **protocolos experimentais**, os quais deveriam ser transmitidos a uma "comissão independente", especialmente nomeada, para consideração e orientação. Além disso, a revisão orientou para que não fossem publicadas pesquisas de procedência ética discutível e mostrou preocupação ambiental e com os animais envolvidos na pesquisa.

Princípios básicos da Declaração de Helsinque após a revisão:[7]

- A pesquisa biomédica envolvendo seres humanos deve estar conforme os princípios científicos geralmente aceitos e deve basear-se em experiências de laboratório e com animais adequadamente desenvolvidas, assim como em um conhecimento profundo da literatura científica.
- O projeto e a execução de cada procedimento experimental envolvendo seres humanos devem ser claramente formulados em um protocolo experimental que deverá ser transmitido a uma comissão independente especialmente nomeada, para consideração, comentário e orientação.
- A pesquisa biomédica envolvendo seres humanos deve ser conduzida somente por pessoas cientificamente especializadas e sob a supervisão de um médico clinicamente competente. A responsabilidade pelo ser humano sujeito à pesquisa deve sempre repousar em um indivíduo médico qualificado, e nunca no sujeito da pesquisa, mesmo que este tenha dado o seu consentimento.
- A pesquisa biomédica envolvendo seres humanos não pode legitimamente ser desenvolvida a menos que a importância do objetivo esteja em proporção ao risco inerente para o indivíduo.
- Cada projeto de pesquisa biomédica envolvendo seres humanos deve ser precedida por uma cuidadosa avaliação dos riscos previsíveis em comparação com os benefícios também previsíveis para o indivíduo ou para os outros. A preocupação pelos interesses do indivíduo deve sempre prevalecer sobre o interesse da ciência e da sociedade.
- O direito do indivíduo sujeito da pesquisa em salvaguardar sua integridade deve sempre ser respeitado. Todo cuidado deve ser tomado a fim de respeitar a privacidade do indivíduo e também

LEMBRETE

A responsabilidade pela pesquisa clínica sempre recai sobre o pesquisador, mesmo após a obtenção do consentimento do paciente.

- minimizar o impacto do estudo sobre a integridade física e mental do indivíduo, bem como sobre sua personalidade.
- Os médicos devem abster-se de envolver-se em projetos de pesquisa tratando com seres humanos, a menos que estejam seguros de que os riscos relacionados com eles são passíveis de previsão. Os médicos devem cessar qualquer investigação, caso seja verificado que os riscos sobrepõem-se aos benefícios potenciais.
- Ao publicar os resultados de sua pesquisa, o médico é obrigado a preservar a exatidão das informações. Os relatórios de experiência que não estejam de acordo com os princípios estabelecidos na presente Declaração não devem ser aceitos para publicação.
- Em qualquer pesquisa com seres humanos, cada indivíduo em potencial deve ser informado de forma adequada sobre objetivos, métodos, benefícios esperados e riscos potenciais do estudo e o desconforto que este possa causar. O indivíduo deve ser informado de que dispõe de liberdade para retirar o seu consentimento de participação a qualquer época. O médico deve, portanto, obter o livre consentimento do indivíduo, de preferência por escrito.
- Ao receber o consentimento para o projeto de pesquisa, o médico deve tomar cuidado especial, caso o indivíduo esteja em relação de dependência para com ele, ou que este dê seu consentimento sob coação. Neste caso, o consentimento formal deve ser obtido por um médico que não esteja envolvido na investigação e que seja completamente independente deste relacionamento oficial.
- No caso de incapacidade jurídica, o consentimento formal deve ser obtido do tutor legal, segundo a legislação nacional. Nos casos em que incapacidade física ou mental torne impossível a obtenção do consentimento formal, ou quando o indivíduo for menor, a permissão de um parente substitui a do próprio indivíduo, em conformidade com a legislação nacional.
- O projeto de pesquisa deve sempre conter uma declaração das considerações éticas envolvidas e ainda mencionar que foram obedecidos os princípios enunciados na presente Declaração.

Conheça outras revisões e alterações da Declaração de Helsinque:

- Segunda revisão – 35ª Assembleia (1983), em Veneza, na Itália. Incluiu a busca do consentimento de menores sempre que possível.
- Terceira revisão – 41ª Assembleia (1989), em Hong Kong, na China. Definiu a função e a estrutura da comissão independente.
- Quarta revisão – 48ª Assembleia (1996), em Somerset West, na África do Sul. Estabeleceu o uso de controles por placebo somente nos casos em que inexista método terapêutico comprovado.
- Quinta revisão – 52ª Assembleia (2000), em Edimburgo, na Escócia. Entre as muitas mudanças ocorridas nessa revisão, introduz-se o conceito de justiça social ao enfatizar a necessidade de beneficiar as comunidades em que a pesquisa é realizada.
- Sexta revisão – 59ª Assembleia (2008), em Seul, na Coreia do Sul. Previu maior nível de proteção aos seres humanos sujeitos da pesquisa.

Em 1978, foi proposto, nos Estados Unidos, o **Relatório de Belmont**,[8] que introduzia de maneira intencional a linguagem dos princípios éticos ao impor que toda pesquisa fosse respeitosa com as pessoas, benéfica para a sociedade e equânime na relação entre riscos e benefícios.

A fim de regular os aspectos bioéticos das pesquisas em seres vivos, especialmente os estudos com seres humanos, tanto a Declaração de Helsinque[7] quanto o Relatório Belmont[8] expressavam a necessidade da criação de instâncias diretamente relacionadas com as atividades científicas, os **Comitês de Ética**.

DIRETRIZES ÉTICAS INTERNACIONAIS PARA A PESQUISA ENVOLVENDO SERES HUMANOS[9,10]

No início da década de 1980, ainda devido à identificação de problemas éticos nas pesquisas biomédicas e de comportamento, a OMS, em conjunto com o Conselho para Organizações Internacionais de Ciências Médicas (CIOMS), publicou as Diretrizes Internacionais.[9] Segundo o documento mais recente, toda pesquisa que envolve seres humanos deve ser conduzida de acordo com três **princípios éticos fundamentais**:

- **Princípio do respeito à pessoa, da autonomia ou do consentimento** – engloba o respeito pela autonomia das pessoas, que são capazes de decidir livremente sobre sua participação na pesquisa, e a proteção contra danos ou abusos daqueles indivíduos com autonomia limitada ou diminuída. É composto por características como a privacidade, que é limitação do acesso a informações ou à intimidade de um determinado indivíduo sem sua autorização, e a confidencialidade, que é a garantia da guarda, com cautela e vigilância, das informações dadas pessoalmente em confiança, e a proteção contra a sua revelação não autorizada.
- **Beneficência** – princípio que visa ao bem do outro, independentemente de desejá-lo ou não. É a obrigação ética de procurar maximizar os benefícios e minimizar os danos ou prejuízos ao pesquisado, estabelecendo uma relação custo/benefício satisfatória.
- **Justiça** – refere-se à obrigação ética de tratar cada indivíduo de acordo com o que é considerado moralmente certo, não expondo os pacientes sem que a experimentação resulte em benefício real para a sociedade.

LEMBRETE

A autonomia é o direito do indivíduo com plena consciência de decidir o que pode ser feito no seu próprio corpo, tendo respeitadas suas opiniões e escolhas.

RESOLUÇÃO Nº 1/1988

No Brasil, a Resolução nº 1/1988, de 13 de junho de 1988, do Conselho Nacional de Saúde, representou um passo importante para a normatização no âmbito das pesquisas na área de saúde ao unir questões de natureza ética com problemas de biossegurança e vigilância sanitária.

A Resolução nº 1/1988 previu as atividades nessa área a partir de 1988, com a publicação de uma resolução que determinava a constituição dos Comitês de Ética para acompanhar as pesquisas envolvendo seres humanos. Entretanto, a adesão à regulamentação nela contida foi ínfima.

COMISSÃO NACIONAL DE ÉTICA EM PESQUISA

As leis de proteção ao sujeito pesquisado e que devem ser seguidas pelos grupos de pesquisa são regidas pela Comissão Nacional de Ética em Pesquisa do Ministério da Saúde (CONEP). É uma instância colegiada e de natureza consultiva, deliberativa, normativa e independente, vinculada ao Conselho Nacional de Saúde, composta por personalidades de destaque no campo da ética na pesquisa e da saúde.

Como as pesquisas cresceram e se tornaram uma peça-chave para o desenvolvimento do País, fez-se necessário encontrar um caminho para o controle da pesquisa nacional junto ao CONEP, que então passou a ser realizado pelos Comitês de Ética em Pesquisa (CEPs).

COMITÊ DE ÉTICA EM PESQUISA

O CEP é um órgão multidisciplinar e multiprofissional, com distribuição equilibrada entre homens e mulheres, composto por profissionais das áreas da saúde e das ciências exatas, sociais e humanas, apresentando pelo menos um representante da comunidade.

O objetivo do CEP é proteger o bem-estar, a segurança e os direitos, além de salvaguardar a dignidade dos sujeitos da pesquisa, por meio de avaliação e acompanhamento dos aspectos éticos das pesquisas que envolvam a participação de seres humanos. Esse papel está bem consolidado nas diretrizes éticas internacionais (Declaração de Helsinque e Diretrizes Internacionais para as Pesquisas Biomédicas envolvendo Seres Humanos – CIOMS) e brasileiras (Resolução nº 196/96 e complementares).

RESOLUÇÃO Nº 196/1996

A necessidade da revisão da Resolução nº 1[11] decorreu dos seguintes fatores:

- baixa adesão à Resolução, causada por desconhecimento ou discordância;
- dificuldades para a sua aplicação;
- ausência de uma maneira sistematizada de acompanhar a organização e o funcionamento dos Comitês; e
- exigência de novas abordagens devido ao avanço tecnológico.

Assim, em 10 de outubro de 1996, o Conselho Nacional de Saúde (CNS) aprovou a Resolução nº 196,[12] com diretrizes e normas regulamentadoras de pesquisas envolvendo seres humanos. Essa resolução foi elaborada por um grupo de representantes de diferentes áreas sociais e profissionais, como médicos, biólogos, juristas, teólogos e empresários, além de representantes dos usuários do sistema de saúde.

A Resolução nº 196[12] é fundamentada nos principais documentos internacionais que deram origem a declarações e diretrizes sobre pesquisas que envolvem seres humanos: o Código de Nuremberg,[1] a Declaração Universal dos Direitos Humanos,[4] a Declaração de Helsinque[5] e suas versões posteriores (1975, 1983 e 1989), o Acordo Internacional sobre Direitos Civis e Políticos[3,14] as Propostas de Diretrizes Éticas Internacionais para Pesquisas Biomédicas Envolvendo Seres Humanos[9,10] e as Diretrizes Internacionais para Revisão Ética de Estudos Epidemiológicos.[15]

A Resolução nº 196[12] apresenta os termos e as definições detalhados a seguir.

PESQUISA: Atividades que objetivam desenvolver ou contribuir para que o conhecimento se difunda. Consiste em teorias, relações, princípios ou acúmulo de informações que possam ser validados por métodos científicos aceitos de observação e inferência.

PESQUISA ENVOLVENDO SERES HUMANOS: Pesquisa que, individual ou coletivamente, envolve o ser humano de forma direta ou indireta, em sua totalidade ou partes, incluindo o manejo de informações ou materiais.

PROTOCOLO DE PESQUISA: Documento que contempla a descrição da pesquisa em seus aspectos fundamentais, com informações relacionadas ao sujeito da pesquisa, à qualificação dos pesquisadores e todas as instâncias responsáveis.

PESQUISADOR RESPONSÁVEL: Indivíduo responsável pela coordenação e realização da pesquisa, além da integridade e bem-estar dos sujeitos da pesquisa.

INSTITUIÇÃO DA PESQUISA: Órgão público ou privado, legitimamente constituído e habilitado, em que são realizadas investigações científicas.

PROMOTOR: Indivíduo ou instituição responsável pela promoção da pesquisa.

PATROCINADOR: Pessoa física ou jurídica que apoia financeiramente a pesquisa.

RISCO DA PESQUISA: Possibilidade de danos à dimensão física, psíquica, moral, intelectual, social, cultural ou espiritual do ser humano, em qualquer etapa de uma pesquisa e dela decorrente.

DANO ASSOCIADO OU DECORRENTE DA PESQUISA: Agravo imediato ou tardio, ao indivíduo ou à coletividade, com nexo causal comprovado, direto ou indireto, decorrente do estudo científico.

SUJEITO DA PESQUISA: Indivíduo ou população que participa voluntariamente da pesquisa, sendo vedada qualquer forma de remuneração. Admite-se que o participante da pesquisa possa ser reembolsado por eventuais despesas, como também receber serviços gratuitos. Entretanto, os benefícios não devem induzir a possíveis participações.

CONSENTIMENTO LIVRE E ESCLARECIDO: Autorização do sujeito da pesquisa e/ou de seu representante legal, livre de vícios (simulação, fraude ou erro), dependência, subordinação ou intimidação, após explicação completa e detalhada sobre a natureza da pesquisa, seus objetivos, métodos, benefícios previstos, potenciais riscos e o incômodo que esta possa acarretar, formulada em um termo de consentimento que autoriza sua participação voluntária na pesquisa.

INDENIZAÇÃO: Cobertura material em reparação a dano imediato ou tardio causado pela pesquisa ao sujeito participante. No caso de o participante sofrer danos físicos resultantes de sua presença na pesquisa, terá direito a ajuda financeira ou de qualquer outro tipo que compense lesão ou deficiência permanente ou temporária.

RESSARCIMENTO: Cobertura em compensação exclusiva de despesas decorrentes da participação do sujeito na pesquisa.

VULNERABILIDADE: Estado de pessoas ou grupos que, por algum motivo, tenham a sua capacidade de autodeterminação reduzida.

INCAPACIDADE: Sujeito da pesquisa que não apresenta capacidade civil para dar o seu consentimento livre e esclarecido, devendo ser representado.

> **SAIBA MAIS**
>
> Todo procedimento, de qualquer natureza, que envolve o ser humano, cuja aceitação não esteja consagrada na literatura científica, é considerado pesquisa.

Segundo a Resolução nº 196/1996, as pesquisas com seres humanos devem contemplar as **exigências éticas e científicas fundamentais**, apresentadas a seguir.

- **Consentimento livre e esclarecido:** o pesquisador deve obter do participante da pesquisa o consentimento antes do início da pesquisa, sem coação e protegendo a liberdade de escolha. No caso de sujeito incapaz, o consentimento é dado por responsável legal (autonomia), após o devido esclarecimento e com uma linguagem compreensível. Precisam ser especificados:

- objetivos e métodos da pesquisa;
- benefícios esperados;
- possíveis riscos ou desconfortos;
- procedimentos ou tratamentos alternativos à pesquisa e vantagens;
- sigilo dos dados do participante;
- responsabilidade do pesquisador na obrigação do fornecimento de assistência gratuita diante de possíveis complicações para a saúde do pesquisado, bem como por deficiência ou morte resultante dos danos; e
- liberdade para recusar a participação e para abandonar a pesquisa a qualquer momento, sem penalidades ou perda de benefícios.

- **Ponderação entre riscos e benefícios:** o pesquisador deve se comprometer com o máximo de benefícios e o mínimo de danos e riscos (beneficência).
- **Garantia para evitar danos previsíveis:** refere-se ao princípio da não maleficência, que diz respeito a evitar o dano intencional a outra pessoa.
- **Relevância social:** a pesquisa deve proporcionar vantagens significativas para os sujeitos da pesquisa e minimização do ônus para os sujeitos vulneráveis, garantindo a igual consideração dos interesses envolvidos (justiça e equidade).

No caso de estudos epidemiológicos, nos quais o consentimento individual é impraticável, o comitê de ética da instituição onde será realizada a pesquisa deve avaliar se esta é eticamente aceitável e o modo como será respeitada a privacidade dos participantes e mantido o sigilo dos dados.

LEMBRETE

A pesquisa que envolve seres humanos deve estar fundamentada na experimentação prévia realizada em laboratórios ou em animais.

PROTOCOLO DE PESQUISA

O protocolo a ser submetido à revisão ética será avaliado somente se apresentar os seguintes documentos em língua portuguesa:

FOLHA DE ROSTO – título do projeto, nome, número da carteira de identidade, CPF, telefone e endereço para correspondência do pesquisador responsável e do patrocinador, nome e assinatura dos dirigentes da instituição.

DESCRIÇÃO DA PESQUISA – inclui os seguintes aspectos:

- descrição dos propósitos e das hipóteses a serem testadas;
- antecedentes científicos e dados que justifiquem a pesquisa;
- descrição detalhada e ordenada do projeto de pesquisa (material e métodos, casuística, resultados esperados e bibliografia);
- análise crítica de riscos e benefícios;
- duração total da pesquisa, a partir da aprovação;

- explicitação das responsabilidades do pesquisador, da instituição, do promotor e do patrocinador;
- explicitação dos critérios para suspender ou encerrar a pesquisa;
- detalhamento das instalações dos serviços, centros, comunidades e instituições onde se processarão as várias etapas da pesquisa;
- demonstrativo da existência de infraestrutura necessária para desenvolver a pesquisa e para atender eventuais problemas dela resultantes, com a concordância documentada da instituição;
- orçamento financeiro detalhado da pesquisa (recursos, fontes e destinação, bem como a forma e o valor da remuneração do pesquisador);
- explicitação de acordo preexistente quanto à propriedade das informações geradas, demonstrando a inexistência de qualquer cláusula restritiva quanto à divulgação pública dos resultados, a menos que se trate de caso de obtenção de patenteamento;
- declaração de que os resultados da pesquisa serão tornados públicos, sejam eles favoráveis ou não; e
- declaração sobre o uso e a destinação do material e/ou dados coletados.

INFORMAÇÕES RELATIVAS AO SUJEITO DA PESQUISA – incluem os seguintes aspectos:

- descrever as características da população a ser estudada: tamanho, faixa etária, sexo, cor (classificação do Instituto Brasileiro de Geografia e Estatística – IBGE), estado geral de saúde, classes e grupos sociais, etc.;
- expor as razões para a utilização de grupos vulneráveis;
- descrever os métodos que afetem diretamente os sujeitos da pesquisa;
- identificar as fontes de material de pesquisa, como espécimes, registros e dados a serem obtidos de seres humanos;
- descrever os planos para o recrutamento de indivíduos e os procedimentos a serem seguidos, fornecendo critérios de inclusão e exclusão;
- apresentar o formulário ou termo de consentimento, específico para a pesquisa, para a apreciação do CEP, incluindo informações sobre as circunstâncias sob as quais o consentimento será obtido, quem irá tratar de obtê-lo e a natureza da informação a ser fornecida aos sujeitos da pesquisa;
- descrever qualquer risco, avaliando sua possibilidade e gravidade;
- descrever as medidas para proteção ou minimização de qualquer risco eventual e medidas de proteção à confidencialidade; e
- apresentar previsão de ressarcimento de gastos aos sujeitos da pesquisa.

QUALIFICAÇÃO DOS PESQUISADORES – *curriculum vitae* do pesquisador responsável e dos demais participantes.

TERMO DE COMPROMISSO – o pesquisador responsável e a instituição se comprometem a cumprir os termos desta Resolução.

Os deveres do pesquisador são os seguintes:

- apresentar o protocolo devidamente instruído ao CEP e aguardar o pronunciamento deste antes de iniciar a pesquisa;

- desenvolver o projeto conforme delineado;
- elaborar e apresentar os relatórios parciais e final;
- apresentar dados solicitados pelo CEP a qualquer momento;
- manter em arquivo e sob sua guarda, pelo período de 5 anos, os dados da pesquisa;
- encaminhar os resultados para publicação; e
- justificar perante o CEP a interrupção do projeto ou a não publicação dos resultados.

Em casos especiais, o trâmite do projeto de pesquisa é o seguinte:

- áreas temáticas especiais – após a aprovação pelo CEP institucional, o projeto deve ser enviado à CONEP/MS, que dará o devido encaminhamento; e
- pesquisas com novos medicamentos, vacinas e testes diagnósticos – deverão ser encaminhadas do CEP à CONEP/MS e, após o parecer desta, devem ser encaminhadas à Secretaria de Vigilância Sanitária.

É incontestável a importância do desenvolvimento da pesquisa na busca pelo bem-estar e pela qualidade de vida do ser humano. Entretanto, as aberrações cometidas em nome da ciência na Alemanha nazista, por exemplo, nunca podem ser esquecidas. A ciência jamais deve ter precedência sobre o interesse das sociedades, em especial as não desenvolvidas, e dos indivíduos, principalmente aqueles em situação de vulnerabilidade social.

10

Bioética e a prática odontológica

Cléa Adas Saliba Garbin
Wanilda Maria Meira Costa Borghi

Em nossos dias, a odontologia, mais humanizada e responsável, considera o indivíduo como um ser integral, holístico, dotado de mente, corpo e espírito, merecedor de toda a gentileza por parte de seus profissionais.

O cirurgião-dentista deve saber que **humanizar** é a palavra que complementa sua formação, pois seu significado é "tornar afável, cortês, delicado". A humanização do atendimento odontológico só acontece a partir do momento em que o paciente é valorizado como pessoa.

O exercício da odontologia, embora baseado nos referenciais biomédicos do modelo americano (beneficência, não maleficência, autonomia e justiça), que surgiram com o Relatório Belmont[1] e depois foram repensados por Beauchamp e Childress,[2] está fundamentado na **ética da responsabilidade**, tanto individual quanto coletiva.

Os compromissos coletivos e públicos sempre devem ter prioridade sobre os compromissos individuais, pois dizem respeito à comunidade, implicando, portanto, dever e responsabilidade do Estado. Assim, se um cirurgião-dentista faltar com a verdade ou com a honestidade na lide com o bem público, estará desrespeitando aqueles referenciais bioéticos que, com o passar do tempo, ultrapassaram os quatro princípios iniciais e foram se adaptando aos diferentes questionamentos que surgem.

Assim, o conhecimento bioético foi-se especificando em teórico (ou metafísico), prático, autonomista, do sujeito (ou do indivíduo, ou individualista), da vulnerabilidade, da coletividade (ou comunitarista), político, da proteção, dentre outros olhares individuais ou coletivos. Esses olhares são contextualizados de forma micro, mídi ou macro, dependendo se o enfoque em questão for, respectivamente, no indivíduo, na equipe odontológica ou na saúde pública e nas pesquisas científicas.

OBJETIVOS DE APRENDIZAGEM

- Compreender de que maneira a bioética afeta as questões relativas à odontologia
- Apreender os conceitos de microbioética, midibioética e macrobioética e sua abrangência

LEMBRETE

A bioética ocupa-se de todas as ações, por isso é difícil enquadrá-la nos ramos do saber.

MICROBIOÉTICA

A microbioética diz respeito aos direitos individuais, à privacidade do paciente, aos casos clínico-assistenciais e ao consentimento informado.

Antigamente, a relação entre cirurgião-dentista e paciente era vertical, paternalista. O profissional era o detentor do conhecimento e, ao exercer os princípios da beneficência e da não maleficência, decidia entre propiciar um benefício ou evitar um risco. Contudo, não discutia alternativas de tratamento nem considerava as preferências e dúvidas do seu paciente, que, passivamente, acatava esse saber do cirurgião-dentista.

Esse formato de moral paternalista passou a ser discutido a partir da valorização do **princípio da autonomia** e, ainda hoje, constitui uma questão em aberto na ética aplicada, cujo objetivo é a busca do equilíbrio entre o decidir do cirurgião-dentista e a liberdade ou a autonomia do paciente.

Autonomia (do grego *auto*, próprio, e *nomos*, lei, regra, governo) é o mesmo que autogoverno, autodeterminação, e tem origem na doutrina da dignidade e dos direitos fundamentais humanos. Por isso, o cirurgião-dentista deve saber referenciar a autonomia e a dignidade do ser humano, em qualquer situação, principalmente quando este se apresenta vulnerável, como é o caso do paciente à mercê dos cuidados profissionais.

O fundamento da autonomia é o **livre-arbítrio**, com o qual cada indivíduo, por ser soberano, pode tomar decisões que afetem seu corpo, sua mente, sua saúde e sua própria vida.

O direito moral do ser humano à autonomia gera, no seu semelhante, um dever: respeitá-lo, sobretudo quando se trata de seres com liberdade reduzida, como no caso de crianças, idosos e doentes.

Nos Códigos de Ética, a autonomia se reflete no direito do paciente em decidir, livremente, se aceita ou não as alternativas de tratamento que lhe são apresentadas. Por isso, se diz que **a manifestação da essência do princípio da autonomia é o consentimento esclarecido**, que se traduz em beneficência quando procura dar ao paciente o melhor da profissão, mediante a conivência do paciente, sem coações, de forma espontânea e livre.

O princípio da beneficência, que quer dizer "fazer o bem", teve origem no Juramento de Hipócrates,[3] no ano 460 a.C. De acordo com esse princípio, todo ato odontológico deve, obrigatoriamente, trazer benefício ao paciente, ao requerente, à parte necessitada. Esse bem do paciente é mais significativo quanto menos riscos e custos trouxer. Aliás, nos dias de hoje, a beneficência é mais uma avaliação crítica dos benefícios em relação aos riscos, do que a simples prática do bem pelo virtuoso, como acontecia na relação

> **LEMBRETE**
>
> O adequado relacionamento entre cirurgião-dentista e paciente é o carro-chefe da boa prática odontológica.

paternalista, em que o cirurgião-dentista determinava o que era bom para o paciente e não admitia questionamentos. Essa atitude é abominável, porquanto o tratamento odontológico deve ser discutido entre o conhecedor/prestador dos serviços odontológicos e a pessoa que receberá esses serviços.

Além da beneficência, existe a **não maleficência**, *primum non nocere*, também extraída do Juramento de Hipócrates.[3] Segundo este princípio, todo ato clínico, mesmo que não traga benefício, será eticamente positivo se evitar acidentes, erros e omissões, na ameaça de alguma situação que possa vir a causar danos, presentes ou futuros, ao paciente.

A não maleficência, ou a obrigação de não causar danos, é uma prática que requer **prudência**. Para alguns autores, deve ser priorizada em relação à beneficência, embora, para outros, seja considerada como um princípio bioético independente. Lembre-se: nem sempre não fazer o bem é deixar de fazer o mal.

A essência da autonomia é o **consentimento esclarecido**, e esse esclarecimento se traduz em beneficência. Portanto, o cirurgião-dentista tem por obrigação esclarecer ao paciente tudo o que for necessário sobre o tratamento a que ele será submetido. Esse é um direito de quem não tem capacidade técnica para escolher entre um ou outro tratamento sem obter as informações do cirurgião-dentista.

Algumas clínicas odontológicas não adotam o termo de consentimento, mas sim um termo de responsabilidade. Este, mesmo assinado pelo paciente, pode ter valor ético e legal nulo, caso contenha informações que beneficiem apenas ao cirurgião-dentista.

LEMBRETE

O paciente tem o direito de fazer suas escolhas.

SAIBA MAIS

O preceito de que "a ninguém é dado o direito de causar prejuízo a outrem" é a base fundamental da ética, da responsabilidade civil e, também, do direito.

O TERMO DE CONSENTIMENTO LIVRE E ESCLARECIDO E A CLÍNICA ODONTOLÓGICA

Também chamado de Termo de Consentimento Informado, no Brasil é mais usada a terminologia Termo de Consentimento Livre e Esclarecido (TCLE), por entender-se que "esclarecido" já englobe os significados de informado e compreendido.

O TCLE é direito de primeira geração. É o respeito à autonomia, portanto, é **livre e voluntário**, sendo esta sua principal característica. A voluntariedade é a realização de uma escolha sem influência modificadora de qualquer impulso externo. Por isso, o TCLE respeita a dignidade e deve ser anterior a todo procedimento, físico ou psíquico.

A obtenção do Consentimento Livre e Esclarecido é um processo no qual, por meio do seu formulário, o Termo, o paciente (ou o participante de uma pesquisa) confirma, de forma voluntária, consciente e responsável, que aceita o tratamento (ou a participação na pesquisa), após ter recebido do cirurgião-dentista (ou do pesquisador) todas as informações necessárias.

Quanto ao conteúdo dessas informações, deverá alcançar aspectos subjetivos, como personalidade, grau de conhecimento e condições psíquicas do paciente, e aspectos objetivos, como idade, nível social e profissional, condições clínicas do paciente, urgência do caso e necessidade do tratamento. Tanto na clínica quanto na pesquisa, a informação deve conter objetivos e justificativas sobre a finalidade e a natureza da intervenção, dados do diagnóstico ao prognóstico, benefícios e alternativas, possibilidade de insucessos, riscos e consequências, por vezes desconfortáveis.

Além de todas as informações sobre os procedimentos, o cirurgião-dentista deve, ainda, deixar muito claro que, a qualquer tempo, **o paciente pode revogar o TCLE**, o que significa poder retirar livremente o seu consentimento.

As informações devem ser compatíveis com o grau de compreensão do paciente, do contrário ele continuará desinformado. Do ponto de vista legal, é aconselhável que o cirurgião-dentista passe as informações por escrito e em duas vias, fazendo constar o nome do paciente e/ou do representante legal, a data e a assinatura. No caso de paciente analfabeto (juridicamente incapaz), o TCLE deverá ser lido pelo cirurgião-dentista perante testemunha imparcial, que é aquela sem envolvimento direto no atendimento.

Uma reflexão bioética raramente avalia uma pessoa como incapaz ou incompetente. Já no âmbito civil, todo adulto maior de 18 anos é considerado capaz de exercer seus direitos e deveres. Os menores de 16 anos têm incapacidade jurídica absoluta, ao passo que aqueles entre 16 e 18 anos têm incapacidade jurídica relativa.

Nesses dois tipos de incapacidade, podem se enquadrar, também, indivíduos cujo estado de saúde comprometa (incapacidade relativa) ou impeça (incapacidade absoluta) a manifestação válida de suas vontades, como é o caso de pessoas com deficiência mental, com vícios em bebidas ou drogas, e os pródigos, que são aqueles que gastam em excesso, comprometendo seu patrimônio. Essas pessoas podem ser interditadas judicialmente (ou juridicamente), tornando-se, assim, impedidas de reger seus bens ou sua vida.

A menoridade cessa aos 18 anos completos, mas algumas situações podem transformar os menores em indivíduos com capacidade:

- colação de grau em curso de ensino superior;
- casamento;
- emprego público efetivo;
- emancipação ou
- renda própria por emprego, loja ou trabalho pela internet, quando o menor já tiver 16 anos completos.

Nos prontuários odontológicos das clínicas de algumas faculdades de odontologia de instituições públicas, na maioria das vezes, o TCLE não passa de uma autorização que deve ser assinada pelo paciente. Porém,

LEMBRETE

É inconcebível um cirurgião-dentista querer impor procedimentos odontológicos sem o consentimento livre e esclarecido de seu paciente.

> **TERMO DE CONSENTIMENTO LIVRE E ESCLARECIDO (TCLE)**
>
> Eu, _____, RG _____, declaro que fui informado pelo cirurgião-dentista _____, CRO _____, de que o tratamento proposto está sujeito a possíveis riscos e intercorrências, e que, como todos os procedimentos de saúde, depende da resposta biológica do indivíduo.
> Declaro ainda que me foi garantido o sigilo das informações, e estou ciente dos propósitos, dos custos, das vantagens, das desvantagens e das alternativas de tratamento, e de que a qualquer momento poderei solicitar novas informações.
> Também recebi orientações sobre como devo proceder antes, durante e depois da execução dos procedimentos clínicos, a fim de contribuir com o êxito do tratamento.
> Portanto, aceito a execução do tratamento por mim escolhido, comprometendo-me a comparecer às consultas marcadas.
> A previsão de honorários referente à alternativa de tratamento escolhida consta no meu prontuário.
> Declaro que recebi cópia do presente Termo de Consentimento.
> _____ (local), ___/___/_____.
>
> _____   _____
> Responsável Legal   Beneficiário
>
> _____   _____
> Cirurgião(ã)-dentista   Testemunha

Figura 10.1 – Modelo de termo de consentimento.

questiona-se a validade desse documento do ponto de vista ético e até legal, uma vez que o paciente pode ter assinado por medo de um possível vínculo entre esse gesto, ou a sua recusa, e a realização do tratamento, que, além de público, é gratuito. Portanto, por medo de perder a oportunidade, o paciente se vê obrigado a assinar.

A **postura horizontal** do profissional contemporâneo é, portanto, fundamental no diálogo bioético. Somente assim ele propicia a devida interação com o paciente, o respeito à dignidade, aos valores, às crenças e à autonomia das pessoas como agentes morais, capazes de decisões informadas. Sem essas informações, as intervenções do cirurgião-dentista não podem acontecer, a menos que o paciente solicite algum procedimento que possa vir a lhe causar algum tipo de dano, ou se o paciente for incapaz. Nesse caso, o cirurgião-dentista só deve intervir mediante respaldo legal, o que significa a obtenção da autorização, por escrito, do responsável.

Independentemente de idade ou sexo, todos os pacientes precisam do TCLE.

Apenas para que cada profissional possa elaborar o seu próprio TCLE, a Figura 10.1 apresenta um exemplo.

LEMBRETE

A relação entre cirurgião-dentista e paciente deve ser franca e pautada no respeito e na responsabilidade mútuos.

MIDIBIOÉTICA

Em seu olhar mídi, o conhecimento bioético busca acalmar os conflitos relacionados ao processo de saúde a doença, os quais podem acontecer entre pacientes, equipe profissional, ciência, Estado e meio ambiente. Para isso, enfoca desde a ética do atendimento, incluindo a ética entre colegas, às orientações técnicas que o cirurgião-dentista deve passar à sua equipe em questões como biossegurança, descarte do lixo e sigilo profissional, dentre outras informações.

BIOSSEGURANÇA

LEMBRETE

A discriminação menospreza os indivíduos, acarretando injustiças sociais. Viver livre do estigma e de qualquer discriminação é direito humano básico e, por isso, deve ser respeitado.

A biossegurança é um item que **nunca pode ser negligenciado**. Primeiro, por proteger toda a equipe profissional da infecção cruzada, uma vez que microrganismos patogênicos são veiculados pelo sangue e pela saliva dos pacientes. Depois, por fortalecer essa equipe para que possa evitar a mais abominável atitude contra o paciente: a discriminação.

O cirurgião-dentista deve adotar um **protocolo de conduta pré, trans e pós-operatório**, composto de técnicas que incluem desinfecção do ambiente, assepsia, esterilização e uso dos equipamentos de proteção individual (EPIs), que, além de evitar infecções, contribuem com a prevenção dos acidentes de trabalho.

O cirurgião-dentista não deve deixar de prestar atendimento ao portador de qualquer doença, mesmo que alegue estar em risco profissional ou tenha medo de ser contaminado, especialmente porque esse emaranhado de preconceito e temor dificulta o acesso desses pacientes ao atendimento. Vale lembrar que, no Brasil, todos são iguais perante a lei e, portanto, esses pacientes têm direito garantido ao atendimento, pois a saúde é um direito social e um dever do Estado.

A odontologia tem um papel muito importante na promoção e na recuperação da saúde bucal da população. Assim, deve se ater às práticas de biossegurança, tendo em vista o aumento da incidência de doenças como a hepatite B e a Aids (síndrome da imunodeficiência adquirida).

Assim como sífilis, tuberculose, hanseníase e até câncer são doenças cercadas de preconceito, a Aids também está associada à discriminação. Falar sobre essa pandemia ainda é tabu para muitos, sobretudo por continuar incurável em tempos de grande avanço tecnológico e científico.

Embora o risco de transmissão ocupacional do HIV seja bem baixo, se comparado ao dos vírus das hepatites B e C, o cirurgião-dentista, tanto dos serviços particulares quanto públicos, do ponto de vista da biossegurança, deve enxergar todo paciente como se fosse HIV positivo. Porém, quando se trata da solicitação do exame para confirmação de soropositividade ao HIV, esse pedido não deve ser feito a todos os pacientes, mas somente àqueles que, necessitando de um procedimento cirúrgico, despertarem maiores cuidados profissionais quanto aos seus quadros imunológicos. Nessas situações, em que existe legítima preocupação por parte do profissional quanto ao pós-operatório do paciente, esse exame não só pode como deve ser solicitado pelo cirurgião-dentista, que deverá, também, estar capacitado para interpretá-lo.

A **biossegurança** minimiza os riscos do ambiente odontológico para proteger a saúde do profissional e do paciente, ao passo que a **bioética** analisa os argumentos que justificam, ou não, determinados procedimentos odontológicos, mesmo que estejam em confronto com as leis. Esse diálogo entre as leis e a bioética acontece a todo instante nos consultórios odontológicos, tanto nas situações habituais quanto nas inusitadas.

Qual decisão será mais acertada para um cirurgião-dentista diante de um tecido pulpar exposto: a aplicação direta de sistema adesivo ou a de hidróxido de cálcio? Ele pode vivenciar experimentos mais inovadores, ainda que polêmicos, ou deve permanecer fiel ao que já é consagrado?

E se um paciente, menor de idade, precisar ser submetido à extração de um dente permanente, por não poder custear o tratamento que lhe foi indicado? Nesse caso, o cirurgião-dentista tem respaldo legal, pois consegue, com facilidade, o TCLE do responsável; no entanto, como fica a questão ética, caso o menor recuse tal exodontia?

É lícito ficar no aguardo do resultado de um teste anti-HIV, mesmo colocando em risco a vida do paciente? E se o paciente se negar a fazer esse teste, ou se o teste der positivo, o cirurgião-dentista tem o direito de negar atendimento a esse paciente, doente, e encaminhá-lo a outro colega?

Digamos que um cirurgião-dentista tem em mãos um resultado negativo de um paciente, mas, na verdade, este é positivo para o HIV, pois o sangue foi colhido durante a janela imunológica. Nesse caso, o cirurgião-dentista pode efetuar o ato cirúrgico nesse paciente de forma tranquila, sem medo de contaminação, ao ponto de se esquecer de adotar as medidas preventivas.

E um paciente escrupuloso tem o direito de exigir o teste de HIV para o cirurgião-dentista que irá atendê-lo?

A ciência é dinâmica e viva, por isso não chega a conclusões e acordos específicos finais ou conclusivos. A bioética faz tudo para chegar a um final melhor para o paciente. **Cada caso tem de ser analisado como único**, porque não existem dois indivíduos iguais.

BIOMATERIAIS

Os produtos odontológicos devem ser aprovados pela Agência Nacional de Vigilância Sanitária (ANVISA),[4] tanto para a fabricação quanto para a importação. Devem estar dentro do prazo de validade, pois são produtos diretamente relacionados à saúde. Esses produtos compreendem instrumentos, materiais para implantes ou restauradores, próteses dentárias, e, também, os biomateriais.

Os **biomateriais** são substâncias, sintéticas ou naturais, compatíveis com tecidos, órgãos ou funções do corpo humano. São muito solicitados pelo cirurgião-dentista, pois o comércio de materiais de origem humana é proibido tanto pela Constituição da República Federativa do Brasil[5] como pela Lei nº 9.434[6] (que foi alterada pela Lei nº 10.211),[7] que "dispõe sobre a remoção de órgãos, tecidos e partes do corpo humano para fins de transplante e tratamento.".

Dentre os biomateriais mais adquiridos diretamente da fábrica, estão os implantes nacionais, os parafusos e as placas de titânio. Os implantes fabricados em outros países são os biomateriais mais citados em firmas de importação, bem como a proteína morfogenética do osso e o osso liofilizado de origem humana, pois no Brasil ainda não existe banco de ossos humanos para fins comerciais. Entre os biomateriais sintéticos estão a hidroxiapatita e o sulfato de cálcio.

Para que possa ser utilizado, o biomaterial não deve produzir resposta biológica adversa e não deve ser tóxico, carcinogênico, antigênico, mutagênico ou trombogênico. Além disso, deve obedecer aos critérios de biossegurança. Caso contrário, o insucesso clínico pode se instalar como resultado da falta de informações do próprio cirurgião-dentista a respeito dos efeitos causadores de possíveis riscos futuros.

Dentre os **riscos para o paciente**, destacam-se infecção, contaminação, transmissão de doenças, rejeição, manipulação incorreta, reações alérgicas, ineficiência e defeitos de fabricação.

O cirurgião-dentista não pode se omitir de todas as informações necessárias, pois esse desconhecimento mostra a falta de comprometimento com a ética da responsabilidade pública e, também, um distanciamento dos princípios da beneficência e da autonomia.

Essas situações, quando acontecem, indicam que o consentimento informado parece ainda não estar devidamente incorporado à prática odontológica, o que retorna ao estado vertical a relação entre paciente e cirurgião-dentista não informado.

Outra questão fundamental para a prática odontológica é avaliar se um cirurgião-dentista tem ou não **espírito bioético**. Isso é feito pela observação do respeito que ele demonstra em relação às diferenças e à autonomia de seu paciente. Vale adiantar, porém, que só será ético em sua clínica particular o cirurgião-dentista que incorporou aquele espírito bioético ainda na graduação.

O **ensino da ética na graduação** é o diferencial que contribui para o desenvolvimento humanístico do acadêmico, tornando-o mais bem preparado para as exigências do mercado, que é tão competitivo.

O Conselho Nacional de Educação e a Câmara de Educação Superior (CNE/CES) criaram uma resolução que institui as Diretrizes Curriculares Nacionais do curso de graduação em Odontologia. A Resolução CNE/CES nº 3,[8] em seu art. 3º, determina: "O Curso de Graduação em Odontologia tem como perfil do formando egresso/profissional o cirurgião-dentista, com formação generalista, **humanista**, crítica e reflexiva [...]. Capacitado ao exercício de

> **SAIBA MAIS**
>
> **Dilema e problema**
>
> Dilema vem do grego: *di*, dois, e *lemma*, premissa. É uma situação para a qual há duas saídas, contraditórias e igualmente insatisfatórias, gerando indecisão; trata-se de escolha difícil. O dilematismo é uma postura que simplifica os conflitos, pois, se um valor é escolhido em detrimento absoluto do outro, a busca de prioridades leva a decisões extremas, o que gera uma sensação de incapacidade para encontrar soluções éticas satisfatórias.
>
> Problema vem do grego: *probáll*, jogar para a frente. O problema está sempre à frente, exigindo uma resposta, mas isso não quer dizer que o conflito tenha sempre solução, e nem que as alternativas sejam apenas duas. Tampouco significa que a solução racional ou razoável seja absoluta, universal, isto é, que seja a mesma para todos os conflitos. Em um tratamento, por exemplo, pode haver várias alternativas de um mesmo profissional. No problematismo, a discussão como processo é mais importante do que o resultado, e a reflexão ética passa a ser um exercício de autocrítica que promove o desenvolvimento de valores mais humanos.

atividades referentes à saúde bucal da população, pautado em princípios éticos, legais [...]".

A formação do futuro cirurgião-dentista deve focar simultaneamente atividades afetivas, teóricas e práticas. As disciplinas de formação humanística (ética e legislação odontológica, bioética) são obrigatórias em todo curso de especialização, mas, infelizmente, alguns cursos de graduação em Odontologia não inseriram a bioética em suas grades curriculares.

A bioética compara o perceber (fato) e o estimar (valor). Para o seu ensino, são utilizados vários métodos, como o método principialista, o da casuística, o da narrativa, o da clínica, os sincréticos, além do método deliberativo, que é fundamentado na problematização.

O método deliberativo é um processo de autoeducação e autoanálise, capaz de promover a capacidade de escuta e o próprio desenvolvimento moral, que se resumem no convívio ético em sociedades plurais. Esse método, que é o símbolo da maturidade psicológica, requer respeito mútuo, confiança, honestidade, humildade, desejo de enriquecer a própria compreensão, capacidade de ponderar valores, circunstâncias e consequências, e diálogo.

BANCO DE DENTES HUMANOS (BDH)

Os dentes naturais foram utilizados em próteses desde 1870, e são muito usados em transplantes, pois, além de não terem custo, não apresentam risco de rejeição. Porém, antes de usados, os dentes devem ser esterilizados, para a destruição dos agentes causadores de doenças.

Em 1997, com a Lei nº 9.434,[6] os dentes passaram a ser reconhecidos como órgãos e, portanto, merecedores de respeito, sobretudo dos pesquisadores e dos alunos de Odontologia. Com essa lei, tanto a venda como a compra de dentes passou a ser considerada ilegal. **É crime roubar dente de túmulo.**

Alguns serviços de saúde e faculdades de Odontologia possuem Banco de Dentes Humanos (BDH), cada qual com seu protocolo de armazenamento, apoiado no tripé ético, científico e biosseguro. O BDH deve seguir, rigidamente, as normas da Vigilância Sanitária, como qualquer outro banco de órgãos. Quem responde pelo BDH é o cirurgião-dentista.

É importante saber que **qualquer dente pode ser doado ao BDH**: hígido, cariado, escurecido, restaurado, permanente ou decíduo. E qualquer pessoa pode ser doadora, bem como consultórios, unidades básicas de saúde e a Secretaria de Saúde.

No caso dos dentes decíduos, a importância está também na conscientização das futuras gerações para questões maiores, como o ato de doar.

PARA PENSAR

É hábito materno incrustar em ouro o primeiro dente que a criança perde. Por essa razão, o incisivo central inferior decíduo é o dente menos doado.

MACROBIOÉTICA

O amplo pensamento bioético aprimora sua visão quanto às circunstâncias, às consequências e à transparência das **políticas públicas em saúde**, a fim de garantir melhor sobrevivência para a espécie humana.

Este nível da bioética enfoca todos os **valores fundamentais relacionados ao início e ao fim da vida**, como direitos, conquistas e todas as situações de vida dos seres humanos: genoma humano, engenharia genética, tecnologias reprodutivas, seleção de sexo, diagnóstico pré-natal, bebês de proveta, congelamento de embriões, pesquisa com células-tronco, transplante e doação de órgãos, pesquisas com seres humanos, comitês de ética, autonomia, consentimento livre e esclarecido, clonagem, anencefalia, suicídio, infanticídio, aborto e eutanásia.

A macrobioética atenta, também, para a distribuição dos recursos públicos da saúde, as mortes em filas de hospitais, a desumanização das práticas profissionais em saúde, além de outras constantes, como fome, desnutrição e enfermidades como a Aids e o sarampo, dentre outras.

Em todos os conflitos morais, mesmo os do processo saúde a doença, os bioeticistas buscam a tolerância, pois, por lidar com múltiplos grupos, cada qual com crenças e valores distintos, o consenso ético-moral se torna inviável. Então a bioética, longe de querer que todos tenham as mesmas crenças, prega que todos saibam se respeitar e tolerar mutuamente. Essa harmonia desejada não é imposta com regras; é fruto do respeito à diferença moral da humanidade.

No macropensamento bioético, o *bios* se torna mais humanista, e o *ethos*, comunitário, compromissado com a justiça e a equidade, com o bem comum.

A **justiça**, *dikaiosine*, é a maior das virtudes, a virtude completa, pois garante a distribuição justa, equitativa e universal dos benefícios e dos serviços de saúde. Envolve todas as ações, pois é o bem do outro, e prega que a cada qual deve ser dado o que lhe corresponde.

A justiça se assemelha à equidade, que consiste em dar mais a quem tem maior necessidade, e se diferencia da injustiça, que se instala quando um benefício merecido é negado sem boa razão.

Nessa visão macro, a saúde pública ocupa o centro das atenções odontológicas, e a busca pelos benefícios da fluoretação e do fácil acesso ao tratamento se tornam prioridades.

É notável o avanço da odontologia: de curativa, caminha para a prevenção, até, de situações percebidas apenas pela engenharia genética intrauterina.

O cirurgião-dentista, promotor da saúde do ser humano, deve ancorar firmemente sua missão no respeito à bioética, pois, independentemente de ensino, pesquisa ou tratamentos, somente a bioética impede a reificação do paciente, contribuindo para o maior engrandecimento da odontologia.

Referências

Capítulo 1 – Introdução à odontologia legal

1. Daruge E, Massini N, Gadini AM. Ensaio de sistematização sobre o ensino da odontologia legal e deontologia odontológica. São Paulo: FOPUNICAMP; 1975.

2. Brasil. Conselho Federal de Odontologia. Resolução n° 63, de 19 de maio de 2005. Aprova a consolidação das normas para procedimentos dos conselhos de odontologia. Diário Oficial da União. 19 maio 2005; Seção 1:104.

3. Eisele RL, Campos MLB. Manual de medicina forense e odontologia legal. 4. ed. Curitiba: Juruá; 2006.

4. Leite VG. Odontologia legal. Salvador: Nova Era; 1962.

5. Arbenz GO. Medicina legal e antropologia forense. Rio de Janeiro: Atheneu; 1988.

6. Brasil. Decreto n° 1.313, de 17 de janeiro de 1891. Estabelece providencias para regularisar o trabalho dos menores empregados nas fabricas da Capital Federal. Coleção de Leis do Brasil. 1891;3: 326.

7. Abreu HT. Medicina Legal aplicada à arte dentária. Rio de Janeiro: Francisco Alves; 1922.

8. Silva LL. Odontologia legal. [S.l.: s.n.]; 1924.

9. Arbenz GO. Introdução à odontologia legal. São Paulo: Linográfica; 1959.

10. Brasil. Decreto n° 9.311, de 25 de outubro de 1884. Dá novos Estatutos ás Faculdades de Medicina. Coleção de Leis do Império do Brasil. 1884;2: 478.

11. Brasil. Decreto n° 19.851, de 11 de abril de 1931. Dispõe que o ensino superior no Brasil obedecerá, de preferência, ao systema universitario, podendo ainda ser ministrado em institutos isolados, e que a organização technica e administrativa das universidades é instituida no presente decreto, regendo-se os institutos isolados pelos respectivos regulamentos, observados os dispositivos do seguinte Estatuto das Universidades Brasileiras. Diário Oficial da União. 15 maio 1931; Seção 1:5800.

12. Brasil. Decreto n° 19.852, de 11 de abril de 1931. Dispõe sobre a organização da Universidade do Rio de Janeiro. Diário Oficial da União. 04 jun 1931; Seção 1:9219.

13. Daruge E, Massini N. Direitos profissionais na odontologia. São Paulo: Saraiva; 1978.

14. Brasil. Conselho Federal de Educação. Lei n° 4.024, de 20 de dezembro de 1961. Fixa as diretrizes e bases da educação nacional. Diário Oficial da União. 27 dez 1961; Seção 1:11429.

15. Brasil. Lei n° 1.314, de 17 de janeiro de 1951. Regulamenta o exercício profissional dos cirurgiões dentistas. Diário Oficial da União. 18 jan 1961; Seção 1:1314.

16. Brasil. Lei n° 4324, de 14 de abril de 1964. Institui o Conselho Federal e os Conselhos Regionais de odontologia e da outras providências. Diário Oficial da União. 15 abr 1964; Seção 1:4324.

17. Brasil. Decreto n° 68.704, de 3 de junho de 1971. Regulamenta a Lei n° 4.324, de 14 de abril de 1964. Diário Oficial da União. 3 jun 1971; Seção 1:4266.

18. Brasil. Lei n° 5.081, de 24 de agosto de 1966. Regula o exercício da odontologia. Diário Oficial da União. 26 ago 1966; Seção 1:9846.

Capítulo 2 – Exercício lícito e ilícito da odontologia: regulamentação

1. Brasil. Constituição da República Federativa do Brasil de 1988 [Internet]. Brasília: Casa Civil; 1988 [capturado em 12 dez 2012]. Disponível em: http://www.planalto.gov.br/ccivil_03/constituicao/constituicao.htm.

2. Brasil. Decreto n° 20.931, de 11 de janeiro de 1932. Regula e fiscaliza o exercício da medicina, da odontologia, da medicina veterinária e das profissões de farmacêutico, parteira e enfermeira, no Brasil, e estabelece penas. Diário Oficial da União. 20 jan 1932; Seção 1:1190.

3. Brasil. Lei n° 1.314, de 17 de janeiro de 1951. Regulamenta o exercício profissional dos cirurgiões dentistas. Diário Oficial da União. 18 jan 1961; Seção 1:1314.

4. Brasil. Lei n° 5.081, de 24 de agosto de 1966. Regula o exercício da Odontologia [Internet]. Brasília: Casa Civil; 1966 [capturado em 12 dez 2012]. Disponível em: http://www.planalto.gov.br/ccivil_03/leis/l5081.htm.

5. Brasil. Lei n° 6.215, de 30 de junho de 1975. Altera a redação do item III do Artigo 6° da Lei n° 5.081, de 24 de agosto de 1966, que "Regula o exercício da Odontologia" [Internet]. Bras*ília; 1975 [capturado em 12 dez* 2012]. Disponível em: http://www.portaleducacao.com.br/odontologia/artigos/3459/lei-n-6215-de-30-de-junho-de-1975.

6. Brasil. Lei n° 4324, de 14 de abril de 1964. Institui o Conselho Federal e os Conselhos Regionais de odontologia e da outras providências. Diário Oficial da União. 15 abr 1964; Seção 1:4324.

7. Brasil. Decreto-Lei n° 7.718, de 9 de julho de 1945. Dispõe sobre a situação profissional de dentistas diplomados por faculdades

que funcionaram com autorização dos governos estaduais. Diário Oficial da União. 11 jul 1945; Seção 1:12033.

8. Brasil. Lei nº 10.406, de 10 de janeiro de 2002. Institui o Código Civil [Internet]. Brasília: Casa Civil; 2002 [capturado em 12 dez 2012]. Disponível em; http://www.planalto.gov.br/ccivil_03/leis/2002/L10406.htm.

9. Brasil. Decreto-Lei nº 2.848, de 7 de dezembro de 1940. Código Penal [Internet]. Brasília: Casa Civil; 1940 [capturado em 12 dez 2012]. Disponível em: http://www.planalto.gov.br/ccivil_03/decreto-lei/del2848.htm.

10. Brasil. Decreto nº 23.540, de 4 de dezembro de 1933. Limita, até 30 de junho de 1934, os favores concedidos pelos decretos ns. 20.862 e 20.877, respectivamente, de 28 e 30 de dezembro de 1931, 21.073, de 22 de fevereiro de 1932, e 22.501, de 27 de fevereiro de 1933. Diário Oficial da União. 08 dez 1933; Seção 1:23016.

11. Brasil. Conselho Federal de Odontologia. Resolução nº 63, de 19 de maio de 2005. Aprova a consolidação das normas para procedimentos dos conselhos de odontologia. Diário Oficial da União. 19 maio 2005; Seção 1:104.

12. Brasil. Conselho Federal de Odontologia. Resolução nº 51, de 30 de abril de 2004. Baixa normas para habilitação do CD na aplicação da analgesia relativa ou sedação consciente, com óxido nitroso. Diário Oficial da União. 12 maio 2004; Seção 1:90.

13. Brasil. Conselho Federal de Odontologia. Resolução nº 82, de 25 de setembro de 2008. Reconhece e regulamenta o uso pelo cirurgião-dentista de práticas integrativas e complementares à saúde bucal. Diário Oficial da União. 25 set 2008; Seção 1:14.

14. Brasil. Conselho Federal de Odontologia. Resolução nº 112, de 02 de setembro de 2011. Baixa normas sobre a utilização do uso da toxina botulínica e ácido hialurônico. Diário Oficial da União. 02 set 2011; Seção 1.

Capítulo 3 – Responsabilidade profissional e direito do trabalho

1. Brasil. Constituição da República Federativa do Brasil de 1988 [Internet]. Brasília: Casa Civil; 1988 [capturado em 12 dez 2012]. Disponível em: http://www.planalto.gov.br/ccivil_03/constituicao/constituicao.htm.

2. Brasil. Lei nº 10.406, de 10 de janeiro de 2002. Institui o Código civil [Internet]. Brasília: Casa Civil; 2002 [capturado em 12 dez 2012]. Disponível em; http://www.planalto.gov.br/ccivil_03/leis/2002/L10406.htm.

3. Brasil. Decreto-Lei nº 2.848, de 7 de dezembro de 1940. Código penal [Internet]. Brasília: Casa Civil; 1940 [capturado em 12 dez 2012]. Disponível em: http://www.planalto.gov.br/ccivil_03/decreto-lei/del2848.htm.

4. Brasil. Decreto-lei nº 3.689, de 3 de outubro de 1941. Código de processo penal [Internet]. Brasília: Casa Civil; 1941 [capturado em 31 maio 2013]. Disponível em: http://www.planalto.gov.br/ccivil_03/decreto-lei/del3689.htm.

5. Brasil. Lei nº 8.078, de 11 de setembro de 1990. Dispõe sobre a proteção do consumidor e dá outras providências [Internet]. Brasília: Casa Civil; 1990 [capturado em 12 dez 2012]. Disponível em: http://www.planalto.gov.br/ccivil_03/leis/L8078.htm.

6. Brasil. Lei nº 11.343, de 23 de agosto de 2006. Institui o Sistema Nacional de Políticas Públicas sobre Drogas - Sisnad; prescreve medidas para prevenção do uso indevido, atenção e reinserção social de usuários e dependentes de drogas; estabelece normas para repressão à produção não autorizada e ao tráfico ilícito de drogas; define crimes e dá outras providências [Internet]. Brasília: Casa Civil; 2006 [capturado em 31 maio 2013]. Disponível em: http://www.planalto.gov.br/ccivil_03/_ato2004-2006/2006/lei/l11343.htm.

7. Cassar VB. Direito do trabalho. 3. ed. Niterói: Impetus; 2009.

8. Brasil. Decreto-lei n.º 5.452, de 1º de maio de 1943. Aprova a consolidação das leis do trabalho [Internet]. Brasília: Casa Civil; 1943 [capturado em 31 maio 2013]. Disponível em: http://www.planalto.gov.br/ccivil_03/decreto-lei/del5452.htm.

9. Brasil. Lei nº 12.382, de 25 de fevereiro de 2011. Dispõe sobre o valor do salário mínimo em 2011 e a sua política de valorização de longo prazo; disciplina a representação fiscal para fins penais nos casos em que houve parcelamento do crédito tributário; altera a Lei no 9.430, de 27 de dezembro de 1996; e revoga a Lei no 12.255, de 15 de junho de 2010 [internet]. Brasília: Casa Civil; 2011 [capturado em 31 maio 2013]. Disponível em: http://www.planalto.gov.br/ccivil_03/_Ato2011-2014/2011/Lei/L12382.htm.

10. Brasil. Decreto nº 7.872, de 26 de dezembro de 2012. Regulamenta a Lei nº 12.382, de 25 de fevereiro de 2011, que dispõe sobre o valor do salário mínimo e a sua política de valorização de longo prazo [Internet]. Brasília: Casa Civil; 2012 [capturado em 31 maio 2013]. Disponível em: http://www.planalto.gov.br/ccivil_03/_Ato2011-2014/2012/Decreto/D7872.htm.

11. Brasil. São Paulo. Lei nº 14.945, de 14 de janeiro de 2013. Revaloriza os pisos salariais mensais dos trabalhadores que especifica, instituídos pela Lei nº 12.640, de 11 de julho de 2007 [Internet]. Brasília: Casa Civil; 2013 [capturado em 31 maio 2013]. Disponível em: http://www.al.sp.gov.br/repositorio/legislacao/lei/2013/lei%20n.14.945,%20de%2014.01.2013.htm.

12. Brasil. Lei nº 3.999, de 15 de dezembro de 1961. Altera o salário-mínimo dos médicos e cirurgiões dentistas [Internet]. Brasília: Casa Civil; 1961 [capturado em 31 maio 2013]. Disponível em: http://www2.camara.leg.br/legin/fed/lei/1960-1969/lei-3999-15-dezembro-1961-376853-norma-pl.html.

13. Brasil. Conselho Federal de Odontologia. Resolução nº 85, de 30 de janeiro de 2009. Altera as redações do inciso II, do artigo 121 e dos capítulos IV e V da Consolidação das Normas para Procedimentos nos Conselhos de Odontologia [Internet]. Brasília: CFO; 2009 [capturado em 31 maio 2013]. Disponível em: http://cfo.org.br/ato-normativo-pop.php?id=1286.

14. Brasil. Lei nº 4.090, de 13 de julho de 1962. Institui a gratificação de natal para os trabalhadores [Internet]. Brasília: Casa Civil; 1962 [capturado em 31 maio 2013]. Disponível em: http://www.planalto.gov.br/ccivil_03/leis/l4090.htm.

15. Brasil. Lei nº 4.749, de 12 de agosto de 1965. Dispõe sobre o pagamento da gratificação prevista na Lei nº 4.090, de 13 de julho de 1962 [Internet]. Brasília: Casa Civil; 1965 [capturado em 31 maio 2013]. Disponível em: http://www.portaltributario.com.br/legislacao/l4749.htm.

16. Brasil. Lei nº 8.036, de 11 de maio de 1990. Dispõe sobre o fundo de garantia do tempo de serviço, e dá outras providências [Internet]. Brasília: Casa Civil; 1990 [capturado em 31 maio 2013]. Disponível em: http://www.planalto.gov.br/ccivil_03/leis/l8036consol.htm.

17. Brasil. Lei nº 8.212, de 24 de julho de 1991. Dispõe sobre a organização da Seguridade Social, institui Plano de Custeio, e dá outras providências [Internet]. Brasília: Casa Civil; 1991 [capturado em 31 maio 2013]. Disponível em: http://www.planalto.gov.br/ccivil_03/leis/l8212cons.htm.

18. Brasil. Lei nº 7.418, de 16 de dezembro de 1985. Institui o vale-transporte e dá outras providências [Internet]. Brasília: Casa Civil; 1985 [capturado em 31 maio 2013]. Disponível em: http://www.planalto.gov.br/ccivil_03/leis/l7418.htm.

Capítulo 4 – O novo código de ética profissional

1. Brasil. Conselho Federal de Odontologia. Código de ética odontológico [Internet]. Brasília: CFO; 2012 [capturado em 22 jun 2012]. Disponível em: http://cfo.org.br/wp-content/uploads/2009/09/codigo_etica.pdf.

2. Brasil. Lei nº 4.324, de 14 de abril de 1964. Institui o Conselho Federal e os Conselhos Regionais de Odontologia, e dá outras providências [Internet]. Brasília: Casa Civil; 1964 [capturado em 03 jun 2013]. Disponível em: http://www.cropr.org.br/uploads/downloads/lei-4324-1964.pdf.

3. Brasil. Conselho Federal de Odontologia. Resolução nº 118, de 11 de maio de 2012. Revoga o Código de Ética Odontológica aprovado pela Resolução CFO-42/2003 e aprova outro em substituição [Internet]. Brasília: CFO; 2012 [capturado em 03 jun 2013]. Disponível em: http://www.normaslegais.com.br/legislacao/resolucao-cfo-118-2012.htm.

4. Brasil. Lei nº 10.406, de 10 de janeiro de 2002. Institui o Código Civil [Internet]. Brasília: Casa Civil; 2002 [capturado em 12 dez 2012]. Disponível em; http://www.planalto.gov.br/ccivil_03/leis/2002/L10406.htm.

5. Brasil. Decreto-Lei nº 2.848, de 7 de dezembro de 1940. Código Penal [Internet]. Brasília: Casa Civil; 1940 [capturado em 12 dez 2012]. Disponível em: http://www.planalto.gov.br/ccivil_03/decreto-lei/del2848.htm.

6. Brasil. Lei nº 8.069, de 13 de julho de 1990. Dispõe sobre o Estatuto da Criança e do Adolescente e dá outras providências [Internet]. Brasília: Casa Civil; 1990 [capturado em 03 jun 2013]. Disponível em: http://www.planalto.gov.br/ccivil_03/leis/l8069.htm.

7. Brasil. Lei nº 5.081, de 24 de agosto de 1966. Regula o exercício da Odontologia [Internet]. Brasília: Casa Civil; 1966 [capturado em 12 dez 2012]. Disponível em: http://www.planalto.gov.br/ccivil_03/leis/l5081.htm.

Capítulo 5 – Documentação odontológica

1. Brasil. Conselho Federal de Odontologia. Código de ética odontológico [Internet]. Brasília: CFO; 2012 [capturado em 22 jun 2012]. Disponível em: http://cfo.org.br/wp-content/uploads/2009/09/codigo_etica.pdf.

2. Brasil. Lei nº 5.869, de 11 de janeiro de 1973. Institui o Código de Processo Civil [Internet]. Brasília: Casa Civil; 1973 [capturado em 12 dez 2012]. Disponível em http://www.planalto.gov.br/ccivil_03/leis/L5869.htm.

3. Brasil. Lei nº 10.406, de 10 de janeiro de 2002. Institui o Código Civil [Internet]. Brasília: Casa Civil; 2002 [capturado em 12 dez 2012]. Disponível em: http://www81.dataprev.gov.br/sislex/paginas/11/2002/10406.htm.

4. Brasil. Lei nº 8.078, de 11 de setembro de 1990. Dispõe sobre a proteção do consumidor e dá outras providências [Internet]. Brasília: Casa Civil; 1990 [capturado em 12 dez 2012]. Disponível em: http://www.planalto.gov.br/ccivil_03/leis/L8078.htm.

5. World Health Organization. Classificação estatística internacional de doenças e problemas relacionados com a saúde. Geneva: WHO; 2010.

6. Brasil. Decreto-Lei nº 2.848, 7 de dezembro de 1940. Código Penal [Internet]. Brasília: Casa Civil; 1940 [capturado em 12 dez 2012]. Disponível em: http://www.planalto.gov.br/ccivil_03/decreto-lei/del2848.htm.

7. Brasil. Lei nº 5.081, de 24 de agosto de 1966. Regula o exercício da Odontologia [Internet]. Brasília: Casa Civil; 1966 [capturado em 12 dez 2012]. Disponível em: http://www.planalto.gov.br/ccivil_03/leis/l5081.htm.

8. Brasil. Receita Federal. Deduções: despesas médicas [Internet]. Brasília: RF; 2011 [capturado em 03 jun 2013]. Disponível em: http://www.receita.fazenda.gov.br/PessoaFisica/IRPF/2011/perguntao/assuntos/deducoes-despesas-medicas.htm.

9. Brasil. Conselho Federal de Odontologia. Contrato de prestação de serviços odontológicos [Internet]. Brasília: CFO; c2013 [capturado em 03 jun 2013]. Disponível em: http://cfo.org.br/wp-content/uploads/2009/10/contrato_prestserv_odontologicos.pdf.

Capítulo 6 – Atuação do odontologista

1. Gnanasundaram N. Tooth for Truth (the glory of forensic dentistry). J Forensic Dent Sci. 2010;2(2):51-2.

2. Brasil. Conselho Federal de Odontologia. Consolidação das normas para procedimentos nos Conselhos de Odontologia. Aprovada pela Resolução CFO-63/2005 [Internet]. Brasília: CFO; 2012 [capturado em 03 jun 2013]. Disponível em: http://cfo.org.br/wp-content/uploads/2009/10/consolidacao.pdf.

3. Silva M. Compêndio de odontologia legal. Rio de Janeiro: Guanabara Koogan; 1997.

4. Alcântara HR. Perícia médica judicial. 2. ed. Rio de Janeiro: Guanabara Koogan; 2006.

5. Galvão LCC. Medicina legal. São Paulo: Santos; 2008.

6. Brasil. Lei nº 5.869, de 11 de janeiro de 1973. Institui o Código de Processo Civil [Internet]. Brasília: Casa Civil; 1973 [capturado em 12 dez 2012]. Disponível em http://www.planalto.gov.br/ccivil_03/leis/L5869.htm.

7. Brasil. Decreto-Lei nº 2.848, de 7 de dezembro de 1940. Código Penal [Internet]. Brasília: Casa Civil; 1940 [capturado em 12 dez 2012]. Disponível em: http://www.planalto.gov.br/ccivil_03/decreto-lei/del2848.htm.

8. Brasil. Conselho Federal de Odontologia. Resolução CFO nº 20, de 16 de agosto de 2001. Normatiza perícias e auditorias odontológicas em sede administrativa [Internet]. Brasília: CFO; 2001 [capturado em 12 set 2012]. Disponível em: http://www.dr3.com.br/auditoria/ResCFO-20-2001.pdf.

Capítulo 7 – Violência e saúde

1. Brasil. Decreto-lei nº 3.688, de 3 de outubro de 1941. Lei das Contravenções Penais [Internet]. Brasília: Casa Civil; 1941 [capturado em 03 jun 2013]. Disponível em: http://www.planalto.gov.br/ccivil_03/decreto-lei/del3688.htm.

2. Brasil. Lei nº 8.069, de 13 de julho de 1990. Dispõe sobre o Estatuto da Criança e do Adolescente e dá outras providências [Internet]. Brasília: Casa Civil; 1990 [capturado em 03 jun 2013]. Disponível em: http://www.planalto.gov.br/ccivil_03/leis/l8069.htm.

3. Brasil. Portaria nº 737, de 16 de maio de 2001. Política Nacional de Redução da Morbimortalidade por Acidentes e Violências [Internet]. Brasília: Casa Civil; 2001 [capturado em 03 jun 2013]. Disponível em: http://www.mp.rs.gov.br/infancia/legislacao/id3072.htm.

4. Brasil. Portaria n.º 1.968, de 25 de outubro de 2001. Dispõe sobre a comunicação, às autoridades competentes, de casos de suspeita ou de confirmação de maus-tratos contra crianças e adolescentes atendidos nas entidades do Sistema Único de Saúde [Internet]. Brasília: Casa Civil; 2001 [capturado em 03 jun 2013]. Disponível em: http://www.mp.rs.gov.br/infancia/legislacao/id2175.htm.

5. Brasil. Lei nº 10.741, de 1 de outubro de 2003. Dispõe sobre o Estatuto do Idoso e dá outras providências [Internet]. Brasília: Casa Civil; 2003 [capturado em 03 jun 2013]. Disponível em: http://www.planalto.gov.br/ccivil_03/leis/2003/l10.741.htm.

6. Brasil. Lei nº 12.462, de 4 de agosto de 2011. Institui o Regime Diferenciado de Contratações Públicas - RDC; altera a Lei no 10.683, de 28 de maio de 2003, que dispõe sobre a organização da Presidência da República e dos Ministérios, a legislação da Agência Nacional de Aviação Civil (Anac) e a legislação da Empresa Brasileira de Infraestrutura Aeroportuária (Infraero); cria a Secretaria de Aviação Civil, cargos de Ministro de Estado, cargos em comissão e cargos de Controlador de Tráfego Aéreo; autoriza a contratação de controladores de tráfego aéreo temporários; altera as Leis nos 11.182, de 27 de setembro de 2005, 5.862, de 12 de dezembro de 1972, 8.399, de 7 de janeiro de 1992, 11.526, de 4 de outubro de 2007, 11.458, de 19 de março de 2007, e 12.350, de 20 de dezembro de 2010, e a Medida Provisória no 2.185-35, de 24 de agosto de 2001; e revoga dispositivos da Lei no 9.649, de 27 de maio de 1998 [Internet]. Brasília: Casa Civil; 2011 [capturado em 03 jun 2013]. Disponível em: http://www.planalto.gov.br/ccivil_03/_ato2011-2014/2011/Lei/L12462.htm.

7. Brasil. Lei nº 10.778, de 24 de novembro de 2003. Estabelece a notificação compulsória, no território nacional, do caso de violência contra a mulher que for atendida em serviços de saúde públicos ou privados [Internet]. Brasília: Casa Civil; 2003

[capturado em 03 jun 2013]. Disponível em: http://www.planalto.gov.br/ccivil_03/leis/2003/l10.778.htm.

8. Brasil. Portaria n° 104, de 25 de janeiro de 2011. Define as terminologias adotadas em legislação nacional, conforme o disposto no Regulamento Sanitário Internacional 2005 (RSI 2005), a relação de doenças, agravos e eventos em saúde pública de notificação compulsória em todo o território nacional e estabelece fluxo, critérios, responsabilidades e atribuições aos profissionais e serviços de saúde [Internet]. Brasília: Casa Civil; 2011 [capturado em 03 jun 2013]. Disponível em: http://bvsms.saude.gov.br/bvs/saudelegis/gm/2011/prt0104_25_01_2011.html.

9. Leavell HR, Clark EG. Preventive medicine for the doctor in his community. New York: Mc Graw-Hill; 1958.

10. Assis SG. Crescer sem violência: um desafio para educadores. Rio de Janeiro: Fiocruz; 1994.

11. Sistema de Informação de Agravos de Notificação [Internet]. Brasília: MS; c2013 [capturado em 03 jun 2013]. Disponível em: http://portal.saude.gov.br/portal/saude/visualizar_texto.cfm?idtxt=21383.

Capítulo 8 – Noções de bioética

1. Jahr F. Bio-ethic: eine umschau über die ethischen. Beziehungen des menschen zu tier und pflanze. Kosmos. 1927;24(1):2-4.

2. Potter VR. Bioethics, the science of survival. Perspect. Biol. Med. 1970;14:127-53.

3. Hellegers AE. Fetal development. Theologic Studies. 1970;31:3-9.

4. Reich WT. Encyclopedia of Bioethics. New York: Free Press-Macmillan; 1978.

5. Kottow M H. Introducción a la Bioética. Chile: Universitaria; 1995.

6. Pessini L, Barchifontaine CP. Bioética: do principialismo à busca de uma perspectiva Latino-Americana. In: Costa SIF, Oselka G, Garrafa V. Iniciação à bioética. Brasília: CFM; 1998.

7. Nuremberg. Tribunal Internacional de Nuremberg. Código de Nuremberg [Internet]. Nuremberg: [s.n.]; 1947 [capturado em 03 jun 2013]. Disponível em: http://www.bioetica.ufrgs.br/nuremcod.htm.

8. Organização das Nações Unidas. Declaração universal dos direitos humanos [Internet]. [S.l.]: ONU; 1948 [capturado em 04 jun 2013]. Disponível em: http://portal.mj.gov.br/sedh/ct/legis_intern/ddh_bib_inter_universal.htm.

9. Assembleia Médica Mundial. Declaração de Helsinki I [Internet]. Helsinki: [s.n.]; 1964 [capturado em 04 jun 2013]. Disponível em: http://www.ufrgs.br/bioetica/helsin1.htm.

10. National Commission for the Protection of Human Subjects of Biomedical and Behavioral Research. Belmont report [Internet]. Belmont: HHS; 1979 [capturado em 04 jun 2013]. Disponível em: http://www.hhs.gov/ohrp/humansubjects/guidance/belmont.html.

11. Beauchamp TL, Childress JF. Princípios de ética biomédica. São Paulo: Loyola; 2002.

12. Jonsen A, Toulmin S. The Abuse of casuistry: a history of moral reasoning. Berkeley: University of California; 1988.

13. Pellegrino E, Thomasma D. For the patient's good: the restoration of beneficence in health care. New York: Oxford; 1988.

14. Gilligan C. In a different voice. Harvard: HUP; 1982.

15. Finnis J. Natural law and natural rights. Oxford: Oxford University; 1980.

16. Engelhardt T. Foundations of bioethics. Oxford: Oxford University; 1986.

17. Veatch R. A theory of medical ethics. New York: Basic; 1981.

18. Sgreccia E. Manual de bioética: fundamentos e ética biomédica. 2. ed. **São Paulo: Loyola; 2002.**

Capítulo 9 – Pesquisas envolvendo seres humanos

1. Nuremberg. Tribunal Internacional de Nuremberg. Código de Nuremberg [Internet]. Nuremberg: [s.n.]; 1947 [capturado em 03 jun 2013]. Disponível em: http://www.bioetica.ufrgs.br/nuremcod.htm.

2. Bernadac C. Médicos malditos. Rio de Janeiro: Otto Pierre; 1980.

3. Nyiszli M. Médico em Auschwitz. Rio de Janeiro: Otto Pierro; 1980.

4. Organização das Nações Unidas. Declaração universal dos direitos humanos [Internet]. [S.l.]: ONU; 1948 [capturado em 04 jun 2013]. Disponível em: http://portal.mj.gov.br/sedh/ct/legis_intern/ddh_bib_inter_universal.htm.

5. Assembleia Médica Mundial. Declaração de Helsinki I [Internet]. Helsinki: [s.n.]; 1964 [capturado em 04 jun 2013]. Disponível em: http://www.ufrgs.br/bioetica/helsin1.htm.

6. Assembleia Geral da Associação Médica Mundial. Declaração de Genebra [Internet]. Genebra: Global Compact Leaders Summit; 1948 [capturado em 04 jun 2013]. Disponível em: http://www.pactoglobal.org.br/doc/DeclaracaoGenebra.pdf.

7. Assembleia Médica Mundial. Declaração de Helsinki II [Internet]. Helsinki: [s.n.]; 1975 [capturado em 04 jun 2013]. Disponível em: http://www.bioetica.ufrgs.br/helsin2.htm.

8. National Commission for the Protection of Human Subjects of Biomedical and Behavioral Research. Belmont report [Internet]. Belmont: HHS; 1979 [capturado em 04 jun 2013]. Disponível em: http://www.hhs.gov/ohrp/humansubjects/guidance/belmont.html.

9. Council for International Organizations of Medical Siences, Organização Mundial da Saúde. Diretrizes éticas internacionais para a pesquisa envolvendo seres humanos. Genebra: CIOMS; 1982.

10. Council for International Organizations of Medical Siences, Organização Mundial da Saúde. Diretrizes éticas internacionais para a pesquisa envolvendo seres humanos [Internet]. Genebra: CIOMS; 1993 [capturado em 04 jun 2013]. Disponível em: http://www.bioetica.ufrgs.br/cioms.htm.

11. Brasil. Ministério da Saúde. Conselho Nacional de Saúde. Resolução n° 1, de 15 de abril de 1998. Resolve aprovar as normas de pesquisa em saúde [Internet]. Brasília: Casa Civil; 1988 [capturado em 07 jun 2013]. Disponível em: http://www.google.com.br/url?sa=t&rct=j&q=&esrc=s&frm=1&source=web&cd=2&ved=0CDEQFjAB&url=http%3A%2F%2Fconselho.saude.gov.br%2Fresolucoes%2F1988%2Freso01doc&ei=SRiyUfHuJaSJ0QGTj4HwDw&usg=AFQjCNE1_EV3sUoKhd9VGfUBdznWWdB_FQ&sig2=tqG1npb91s-59dlIxRxTIg.

12. Brasil. Ministério da Saúde. Conselho Nacional de Saúde. Resolução n° 196, de 10 de outubro de 1996 [Internet]. Brasília: MS; 1996 [capturado em 12 dez 2012]. Disponível em: http://conselho.saude.gov.br/resolucoes/1996/Reso196.doc.

13. Assembleia Geral das Nações Unidas. Pacto internacional de direitos civis e políticos [Internet]. [S.l.: s.n.]; 1966 [capturado em 04 jun 2013]. Disponível em: http://www.cidadevirtual.pt/acnur/refworld/refworld/legal/instrume/detent/civpot_p.htm.

14. Assembleia Geral das Nações Unidas. Pacto internacional de direitos civis e políticos [Internet]. [S.l.: s.n.]; 1992 [capturado em 04 jun 2013]. Disponível em: http://portal.mj.gov.br/sedh/ct/legis_intern/pacto_dir_politicos.htm.

15. Council for International Organizations of Medical Siences. Diretrizes internacionais para revisão ética de estudos epidemiológicos. [S.l.]: CIOMS; 1991.

Capítulo 10 – Bioética e a prática odontológica

1. National Commission for the Protection of Human Subjects of Biomedical and Behavioral Research. Belmont report [Internet]. Belmont: HHS; 1979 [capturado em 04 jun 2013]. Disponível em: http://www.hhs.gov/ohrp/humansubjects/guidance/belmont.html.

2. Beauchamp TL, Childress JF. Princípios de ética biomédica. São Paulo: Loyola; 2002.

3. Universidade Federal de Minas Gerais. Faculdade de Medicina. Juramento de Hipócrates [Internet]. Belo Horizonte: UFMG; [19--? capturado em 04 jun 2013]. Disponível em: http://www.medicina.ufmg.br/noticiasinternas/wp-content/uploads/2007/07/juramento-de-hipocrates-meidicna-ufmg.pdf.

4. Agência Nacional de Vigilância Sanitária [Internet]. Brasília: ANVISA; c2009 [capturado em 04 jun 2013]. Disponível em: http://portal.anvisa.gov.br/wps/portal/anvisa/home.

5. Brasil. Constituição da República Federativa do Brasil de 1988 [Internet]. Brasília: Casa Civil; 1988 [capturado em 12 dez 2012]. Disponível em: http://www.planalto.gov.br/ccivil_03/constituicao/constituicao.htm.

6. Brasil. Lei nº 9.434, de 4 de fevereiro de 1997. Dispõe sobre a remoção de órgãos, tecidos e partes do corpo humano para fins de transplante e tratamento e dá outras providências [Internet]. Brasília: Casa Civil; 1997 [capturado em 04 jun 2013]. Disponível em: http://www.planalto.gov.br/ccivil_03/leis/l9434.htm.

7. Brasil. Lei nº 10.211, de 23 de março de 2001. Altera dispositivos da Lei no 9.434, de 4 de fevereiro de 1997, que "dispõe sobre a remoção de órgãos, tecidos e partes do corpo humano para fins de transplante e tratamento" [Internet]. Brasília: Casa Civil; 2001 [capturado em 04 jun 2013]. Disponível em: http://www.planalto.gov.br/ccivil_03/leis/leis_2001/l10211.htm.

8. Brasil. Conselho Nacional de Educação. Resolução nº 3, de 19 de fevereiro de 2002. Institui diretrizes curriculares nacionais do curso de graduação em odontologia [Internet]. Brasília; Casa Civil; 2002 [capturado em 04 jun 2013]. Disponível em: http://portal.mec.gov.br/cne/arquivos/pdf/CES032002.pdf.

Leituras Recomendadas

Almeida CAP, Zimmermann RD, Cerveira JGV, Julivaldo FSN. Prontuário odontológico: uma orientação para o cumprimento da exigência contida no inciso VII do art. 5º do Código de Ética Odontológica. Rio de Janeiro: CFO; 2004.

Badeia M. Regulamentação da profissão e código de ética odontológico. In: Badeia M. Ética e profissionais de saúde. São Paulo: Santos; 1999.

Brasil. Ministério da Saúde. Conselho Nacional de Saúde. Comissão Nacional de Ética em Pesquisa. Manual operacional para comitês de ética em pesquisa. Brasília: MS; 2002.

Bugarin Jr JG, Garrafa V. Bioética e biossegurança: uso de biomateriais na prática odontológica. Rev Saúde Públ. 2007;41(2):223-8.

Cecilio LPP, Garbin CAS, Rovida TAS, Queiróz APDG, Garbin AJÍ. Violência interpessoal: estudo descritivo dos casos não fatais atendidos em uma unidade de urgência e emergência referência de sete municípios do estado de São Paulo, Brasil, 2008 a 2010. Epidemiol Serv Saúde. 2012;21(2):293-304.

Cecilio LPP. Violência interpessoal e saúde pública: da legalidade à realidade [dissertação]. Araçatuba: Universidade Estadual Paulista Júlio de Mesquita Filho; 2012.

Diniz D, Guilhem D. O que é bioética. São Paulo: Brasiliense; 2006.

Dossi AP. Violência doméstica: o que se espera do profissional de saúde? [dissertação]. Araçatuba: Universidade Estadual Paulista; 2006.

Finkler M. Formação ética na graduação em odontologia: realidades e desafios. [tese]. Florianópolis: Universidade Federal de Santa Catarina; 2009.

França GV. Medicina legal. 8. ed. Rio de Janeiro: Guanabara Koogan; 2008.

Galvão RCD, Silva LMM, Matos FR, Santos BRM, Galvão HC, Freitas RA. A importância da bioética na odontologia do século XXI. Odontol Clín-Cient. 2010;9(1):13-8.

Garbin CAS, Cecilio LPP, Moimáz SAS. Documentação na prática odontológica: aspectos éticos e legais. In: Garbin AJI, Garbin CAS, Rovida TAS. Caminhos para uma odontologia segura: uma forma prática de se trabalhar com responsabilidade. Araçatuba: UNESP; 2012. p. 60-78.

Garbin CAS, Cecilio LPP, Queiróz APDG. Guia prático para auxiliar o profissional na construção da documentação odontológica. In: Garbin AJI, Garbin CAS, Rovida TAS. Caminhos para uma odontologia segura: uma forma prática de se trabalhar com responsabilidade. Araçatuba: UNESP; 2012. p. 80-104.

Garrafa V, Prado MM, Bugarin Jr JG. Bioética e odontologia. In: Vieira TR, organizador. Bioética nas profissões. Petrópolis: Vozes; 2005.

Goldim JR. Ética aplicada à pesquisa em saúde [Internet]. Porto Alegre: UFRGS; 1997 [capturado em 12 dez 2012]. Disponível em: http://www.bioetica.ufrgs.br/biopesrt.htm.

Hossne WS. Bioética: ponto de vista. Rev Bioethikos. 2007;1(2):125-32.

Hossne WS. Bioética: princípios ou referenciais. Mundo saúde. 2006;30(4):673-6.

Kipper DJ, Hossne WS. Caso clínico. Bioética. 1999;7:213-22.

Madruga CMD, Souza ESM. Manual de orientações básicas para a prescrição médica. João Pessoa: Ideia; 2009.

Ramos DLP. Ética odontológica. São Paulo: Santos; 1994.

Samico AHR, Menezes JDV, Silva M. Aspectos éticos e legais do exercício da odontologia. 2. ed. Rio de Janeiro: CFO; 1994.

Santos RB, Ciuffi F. Aspectos éticos e legais da prática odontológica: código de ética odontológica comentado. São Paulo: Santos; 2009.

Silva M. Compêndio de odontologia legal. Rio de Janeiro: Medsi; 1997.

Silva RHA. Orientação profissional para o cirurgião-dentista: ética e legislação. São Paulo: Santos; 2010.

Souza EA. Avaliação do conhecimento e conduta de médicos e cirurgiões-dentistas sobre maus-tratos e violência contra a criança e o adolescente [dissertação]. Araçatuba: Universidade Estadual Paulista; 2002.

Vanrell JP. Odontologia legal e antropologia forense. Rio de Janeiro: Guanabara Koogan; 2002.

Vanrell JP. Odontologia legal e antropologia forense. Rio de Janeiro: Guanabara Koogan; 2009.

Vieira S, Hossne WS. Pesquisa médica: a ética e a metodologia. São Paulo: Pioneira; 1998.

Vilela LF, coordenadora. Manual para atendimento às vítimas de violência na rede pública do DF. Brasília: Secretaria de Estado de Saúde do Distrito Federal; 2009.